跟着小神农学认药

温里理气药 安神开窍药

谢宇 著

湖南科学技术出版社

图书在版编目（ＣＩＰ）数据

跟着小神农学认药. 温里理气药　安神开窍药 / 谢宇著. -- 长沙 : 湖南
科学技术出版社，2017.8（2021.9 重印）
ISBN 978-7-5357-9372-0

Ⅰ. ①跟… Ⅱ. ①谢… Ⅲ. ①中草药－基本知识②祛寒药－基本知识③理气药－基
本知识④安神药－基本知识⑤开窍药－基本知识 Ⅳ. ①R286

中国版本图书馆 CIP 数据核字(2017)第 163644 号

GENZHE XIAOSHENNONG XUE RENYAO WENLI LIQIYAO ANSHEN KAIQIAOYAO

跟着小神农学认药　温里理气药　安神开窍药

著　者：谢　宇
责任编辑：李　忠　王　李
出版发行：湖南科学技术出版社
社　　址：长沙市芙蓉中路一段 416 号泊富国际金融中心
网　　址：http://www.hnstp.com
湖南科学技术出版社天猫旗舰店网址：
　　　　　http://hnkjcbs.tmall.com
印　　刷：长沙艺铖印刷包装有限公司
　　　　　（印装质量问题请直接与本厂联系）
厂　　址：长沙市宁乡高新区金洲南路 350 号亮之星工业园
邮　　编：410604
版　　次：2017 年 8 月第 1 版
印　　次：2021 年 9 月第 2 次印刷
开　　本：787mm×1092mm　1/32
印　　张：10
字　　数：193 千字
书　　号：ISBN 978-7-5357-9372-0
定　　价：24.00 元

主要人物介绍

朱有德：镇上著名的老中医，已经有30多年的行医经验，为人忠厚老实，古道热肠，经常无私帮助一些生病的穷人，有时候甚至少收或者不收药钱，赢得了很多患者的赞誉。近年来，由于年纪大了，不想让自己的医术失传，所以收了小神农作徒弟。

小神农：10岁左右，性格活泼，对中医药学有着浓厚的兴趣，聪明又爱好学习。经人介绍，来到了朱有德身边。跟随朱有德学习的时间不长，但是已经认识了很多草药，进步飞速。不过他比较调皮，有时候比较马虎，容易认错草药。

张大爷：药材商人，常年给朱有德供货。他走南闯北收购药材，见多识广，对于药材的种类和性质十分清楚。经常到朱有德家送药材，和朱有德关系不错，也非常喜欢小神农。由于他见识丰富，小神农也很喜欢他，经常盼望他到来。再加上他送的药材货真价实，朱有德也十分信任他。

师　娘：朱有德的妻子，老实敦厚，对小神农十分喜爱，视如己出。她非常支持朱有德行医，平日里会帮助朱有德整理草药，是一个温柔善良的贤内助。由于在朱有德身边多年，耳濡目染也掌握了一些中草药知识，有时候也会对小神农进行指导。

慕　白：朱有德的师弟，经营一家草药山庄，有多年行医经验。

荣　桑：慕白的徒弟，比小神农大几岁。跟随慕白学习的时间比较长，对草药的知识掌握得比小神农多，而且性格比小神农沉稳。

内容简介

温里理气药　安神开窍药

　　经络是运行气血、联系脏腑和体表及全身各部的通道，是人体功能的调控系统，故人体经络通畅则百病不生。经络不通，各种疾病也就接踵而至了。阻碍经络通畅的原因有很多，如寒邪、气郁、神思过度、脾胃不足等。经络不通出现时，就需要疏通经络，故而本书单独列出温里理气、安神开窍条目：温里以治里寒；理气以疏畅气机；安神以定神志，疗心神不宁；开窍以通气滞、气结。

　　温里药均味辛而性温热，以起到散寒、助阳、温经、救逆之效。理气药多辛香苦温，辛香行散，味苦降泄，性温通行，以达到调畅气机、行气降气之功。安神药或质重沉降，以镇心安神；或质润滋养，以益阴补血、交通心神。开窍药则气味多辛香而善于走窜，以达到开窍醒神、行气活血之功用。本书将温里理气、安神开窍归于一体，是因为人体大凡温度充足，阳气饱满，精神状态及脾胃功能、心神气血皆运行有佳，便是经络通畅了。

出版说明

中医药学是我国所特有的一门学科，不仅包含了道家、儒家的养生基础和理论，更含有阴阳五行之哲学，使其形成祖国文化中深厚的知识基础。

随着《中华人民共和国中医药法》的颁布，中医药学受到越来越多人的关注和重视。在这项立法中，第二条规定对这一法规作出了详细解释：本法所称中医药，是包括汉族和少数民族医药在内的我国各民族医药的统称，是反映中华民族对生命、健康和疾病的认识，具有悠久历史传统和独特理论及技术方法的医药学体系。

不仅如此，自中医药法实施以来，引起了社会各界很大的反响，尤其是教育界对此非常重视。国家创新方法研究会、北京中医药大学、中国人民大学附属中学特别举行了一场"中医文化进校园校长研讨会"，国家中医药管理局局长王国强指出：将中医药文化带进校园，根据不同阶段的学生，开设不同程度的中医药课程，不仅能普及中医药知识，帮助青少年健康成长，还能将祖国传统医药文化进行发扬传播。所以，研讨会最后得出结论：要大力倡导各校进行中医药文化与推拿等养生保健技术的普及和学习。至此，各学校开始纷纷行动起来，其中北京市为全国各校的领军示范，他们早于2009年便已经开展了中医药文化的学习，及时将这一课程带进了课堂。现在，在北京有9万名中小学生在选修中医药文化课。

另外，浙江省也不甘落后，他们于2015年开始将中医药文化纳入全省小学五年级的课程之中，而且还特别建立了中医药科普宣传团，不时举办中医药文化大讲堂，为的就是把中医药文化知识带进社区、乡村、家庭，从而发扬、推广中医药文化，壮大中医药文化的人才队伍。立于创新教育的基础上，其他省市也看到了中医药文化学习的重要性，山东、安徽等省也正在努力将中医药文化带进课堂中，按不同的班级传播不同的中医药学知识。这些做法均对中医药学的发展有着良好的推动作用。

事实上，现在还有很多人对中医药学心存误解，认为一提中草药便是晦涩难懂、深奥费力的专业学识。其实不然，中草药作为祖国医学体系的特色，作为中华民族的精粹，其在日常生活中的应用非常广泛，而且其根源又深入生活，实用于生活，是难得的既可治疗疾病又能强身健体的常见药物。对这些中草药进行了解、认知，无疑在发扬中医药学的同时，又可对自我生活产生极大的帮助和裨益。

我们出版这套《跟着小神农学认药》（共计8种）便是本着这一意图而推出的，其最大的特色在于化繁为简，书写轻松，全书以故事讲解为基础，通过人物、事件的发生，将中药材的特征、用途、功效等进行讲解。主人公小神农作为一个处于学习过程中的孩子，边玩边学，逐渐对中医应用的各味中药材达到了了解、认知，这是一个寓教于乐的过程。其实，这对每一个阅读此书的读者而言也是如此，我们从对中医药学的一无所知，到跟着故事慢慢遨游于中药材世界之中流连忘返，这个过程不只会让我们增加相应的中医药学知识，更让我们收获生活养生的真知酌见。相信看完本套书，读者朋友们对中医药学的看法才会产生质的改变：原来我们所认为难懂深奥的中医药学其实就这么简单，甚至那些看似神秘的治病救人之中药材，也不过是生活中常见的草木而已。

可以这样说，本套书的最大特色在于寓事于理，传播中医药学的精髓。书中按人们日常多需多用的调理之用药进行了分类，把各种药材分别归纳成不同种类，比如补虚药、利水渗湿药、清热解毒药、止血活血药、解表药、消食药、祛风湿药、收涩驱虫药、温里理气药、安神开窍药、止咳化痰药等。有了这样细致的划分，我们在阅读的时候便简单而有针对性，再也不会觉得中医药学繁冗无味了。读者只需按自己所需要的问题去对故事进行阅读，便可于其中寻找到有益于自我身体的药材。这样一来，那些日常多见的中药材也不会被我们视为无用之草芥，弃之如敝屣了。

应该说，正是本着让人们全方位认知中药材，了解其药性及功效的目的，我们才在发扬中医药学的基础上进行了创新开发与出版。另外，由于本套丛书写作时间较紧，加上作者自身知识水平所限，书中难免会有不足之处。但相信中药材之魅力可弥补写作上的不足，从而彰显中医药学知识的光辉。惟愿本套丛书的出版，可以让中医药学得到光大传播，让大众享受简单中药材所带来的别样养生人生！读者交流邮箱：228424497@qq.com。

丛书编委会

于北京

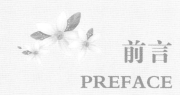

前言
PREFACE

　　中草药是中华民族几千年来与疾病作斗争过程中总结出来的医药瑰宝，是中华民族的智慧结晶，不论是预防保健，还是治疗疾病，都有其独特的功效。在中医药学形成和发展的漫长历史进程中，它为中华民族的繁衍、昌盛以及人民的健康长寿做出了积极贡献。近年来，由于世界上"绿色食品""天然药物"的兴起，中医中药备受青睐。随着社会的不断进步和科学技术的飞跃发展，人类的自我保健意识不断增强，回归自然的愿望也越来越强烈，人们更加赏识和注重中草药预防疾病和养生保健的功效。从古至今，传统中医药学不仅是人们治病救命之源，更被视为健康养生之本。纵览历代先贤著作，虽然《黄帝内经》《伤寒论》《难经》《千金方》等用药典籍不胜枚举，但其中被历代延传的精华多不在于药方，而在于草药。正因为如此，传统中医才将诸药以草为本，从而成就本草之名。

　　然而中国地大物博，草药数量岂止万数之多！每种药物又分别有四气、五味、归经、升降浮沉、使用禁忌等条目，若无人能辨认草药、理解药性、了解药效，那么这些天赐的愈疾之宝恐怕就会埋没于泥淖之中了。而中医典籍对于大部分刚接触中草药的人来说，又实在深奥难懂，让人望而却步。但若因此而使得传统医学之智慧最终湮没于尘埃，就实在是国人乃至世界的不幸了。基于此，笔者本着传承传统中医文化、传播优秀中医药学的初心，撰写了这套集药物速认、了解药性、对症病情、简单运用为一体的中医药普及丛书。

为了更好地让初读本套丛书的读者能够迅速认识中草药及了解它们的特点和用途，丛书以故事串联成章，以系列成书，从现代人日常生活的关注热点出发，以实用为第一准则，选取日常生活中可见的、常用的各类药物一一进行介绍。书中每一个故事就是一味草药，草药之间以药性为内在承接点，似金线串联珍珠，将传统中医药学精华串联此系列丛书。笔者惟求在深入浅出地为读者厘清药物功效作用的同时，让读者在快乐阅读中引发对传统中医药文化的兴趣，将祖国中医药文化向更深更广的社会人群中辐射、影响。此外，考虑到不同读者对于不同性味中草药的了解需求可能存在差异，笔者在编写时，采用单章成文、内中相连的编著方式，让读者既可以掌握全部药材的功效，又可随时取出一味为己所用，真正做到理论与实践结合，研究与实用兼备。

同时，为使丛书达到老叟喜读、孩童能解的表达效果，书中尽量减少了专业性较强的学术用语，代之以通俗易懂的语言。在讲解形式上，采用由小徒弟与老中医之间所发生的谈话、趣事的模式，在故事中慢慢揭开草药神奇作用的谜底，以图使读者在轻松愉快的氛围中，以探寻未知奥秘的方式，了解中草药的神奇之处与中医文化的博大精深。编写过程中，笔者也尽力做到浓缩精华、于众家所长中择善而从，为读者免去选择之烦。

　　丛书内容以补虚药、利水渗湿药、止咳化痰药、清热解毒药、收涩驱虫药、止血活血药、祛风湿药等为主线，罗列人们日常常见之症状，对症给出相应中草药性状特点、作法用途，使读者能够轻松对症下药，而不至于沉浸于学海中茫然无措。虽不求读者凭此一书成医，但求勉力提供治疗轻微症状、预防潜在疾病的措施的可能，故丛书不仅为治疗疾病也为大众养生而作。中医药学向来注重阴阳调和以护养生气，中医药学的精粹也包含历代杏林圣手于实践积淀中得出的养生强健之法。走进中药，认识中药，既是学习防病的开始，又是养生强体的基础。所谓"未病先防，既病防变"，传统中医的理念便是防重于治，因此丛书在预防良方上多有赘述。

　　本套丛书撰稿之初，笔者喜闻中国科学家屠呦呦因研制出抗疟新药——青蒿素和双氢青蒿素而获得诺贝尔生理学或医学奖，而且这一被誉为"拯救2亿人口"的发现正是来自传统中草药青蒿。在为我国科学家领先世界一流的研究成果惊叹的同时，笔者似乎也看到了中医药学的光明未来。不久之后，2016年第十二届全国人民代表大会常务委员会第二十五次会议通过了《中华人民共和国中医药法》，此法已经于2017年7月1日起正式施行。从多方面来看，中医药学的振兴已成不可阻挡之势，中医药文化及推拿等养生保健等技术进学校、进课堂、进教材当在目前。值此良机，笔者编写本套《跟着小神农学认药》丛书，切合普及传统中医文化的现实需要，并通过诙谐幽默、生动有趣而科学精准的讲解，让读者在浅显易懂、图文并茂的阅读中，不仅获得真正实用的中医药学知识，也享受轻松学习知识的过程，这不仅是一场知识饕餮，更是一场视觉盛宴！

丛书编委会
于北京

目录
CONTENTS

1

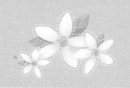

温里理气药　安神开窍药

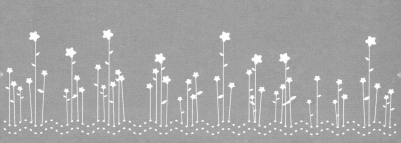

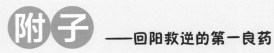

附子——回阳救逆的第一良药

这天，小神农见师父正蹲在地上用力挖着一株蓝紫色的小花，他的第一反应就是，这一定是一株草药。但是这株草药看上去比较陌生，他断定自己并没有见过。

"师傅，您在挖什么呀？"小神农忍不住好奇地问道。

"我在挖的可是回阳救逆的第一良药。"朱有德笑着说道。

"师傅，那就让徒儿来替您挖吧！您先在一旁休息一下。"小神农心疼师傅年纪大了，还要蹲在地上挖草药。

"那你可要小心了，一定要好好挖，千万不要弄断了。"朱有德提醒道。

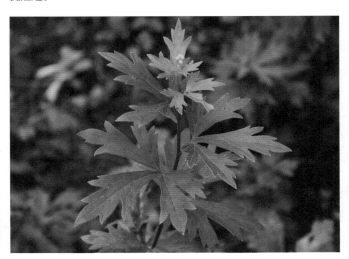

附子

"明白了，放心吧师傅！"小神农接过铲子，蹲在地上认真地挖了起来。

很快，一株完整的草药就被挖了出来，小神农小心翼翼地将草药递给师傅。

谁料朱有德竟然一把将草药的根扯断，将茎毫不留情地丢到一边。小神农一下子就傻眼了，自己那么小心翼翼保护的草药，师傅怎么就这样随意糟蹋了呢？

就在小神农还不明所以然的时候，朱有德开口说道："这才是我要挖的草药。"

小神农看着师傅手中拿着的两块并连在一起的黑褐色根块，一脸茫然。

"这种植物被称为乌头，而这两块连在一起的黑褐色根块则可被炮制成附子。"朱有德将手中的附子交到小神农的手上。

"附子？这味药确实有些耳熟，我先看看它的样子。"小神农将附子放在手心，仔细观看，"它的形状是倒圆锥形的，长2～4厘米，直径1～1.6厘米。师傅，这附子炮制好之后还会保持原样吗？"小神农不解地问。

"不。炮制好的附子可分为盐附子、黑顺片、白附片3种，其中盐附子与这个原形最像，表面灰黑，顶端带有下陷的芽痕，周围还有瘤状凸起支根及支根痕；切面则是灰褐色的，可见充满盐霜的小孔隙及多角形层环纹，还有不整齐的导管束排列于环纹内；气味微咸，会有刺舌感。"朱有德见小神农感兴趣，便仔细讲给他听，"黑顺片是它的纵切片，上宽下窄，外皮黑褐，切面暗黄，有纵向导管束，富有光泽，呈半透明状，但质地很硬而且脆。白附片是指无皮的附子成品，颜色黄白，半透明状，约厚0.3厘米。"

"原来是这样啊，我还以为是取植物株茎入药呢，原来只要这两

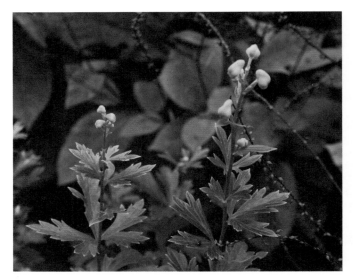

块旁生块根。"小神农笑起来。

"不过，植物的形态你也应该了解，不然以后怎么采附子呢？"朱有德提醒说。

"对呀，我还没仔细观察这株植物的形态呢。"小神农立刻去看那株被称为乌头的植物。只见它的茎高60～150厘米，茎中部向上带有反曲短柔毛，有分枝，叶片等距离生长，呈五角形，基部浅心形，分为三裂，中间全裂叶片为宽菱形，有的带急尖。叶片纸质，表面有短伏毛，背面沿脉处有疏毛。

看完之后，小神农点着头："我记住它的样子了！"说着又重新把视线落在手中的附子上，他想要尝一下这块生根的味道，可刚伸出舌头，就被朱有德阻止了。

朱有德对小神农说："千万不要轻易尝试附子的味道，因为附子可是有大毒的。"

"有大毒？可是刚刚师傅您不是说这是回阳救逆的第一良药吗？"小神农不解地问道。

"附子具有温暖脾胃、温中、强阴、健肌骨、除脾湿肾寒等作用，但是同时它也具有大毒，在使用的时候需要格外注意。女人吃它更应该小心，因为附子具有堕胎的功效，千万不能随便吃。"朱有德拿着手中的附子讲道。

"师傅，附子具体都能够治疗哪些病症呢？"小神农望着朱有德问道。

"附子可以治疗水肿、虚寒吐泻、风寒湿痹等症。如果有人得了脚气，也可以用附子泡水后用水来泡脚。"朱有德笑着说道。

"哦！我知道了。我上次见师傅给一名患有脚气的人诊病，给那个人拿的就是这个东西吧？"

"是啊！"

"师傅，我有一件事想跟您说一下。"小神农嬉皮笑脸地说道。

"什么事情？你说。"朱有德一边说，一边将采到的附子收进口袋中。

"师傅，您下次吩咐我采药的时候，能不能先告诉我到底哪个部位才是药材啊？刚才您让我好好挖不要弄断了，搞得我还以为茎和花才是宝贝呢！"小神农嘟着嘴委屈地说道。

"若我不是让你这样用心采药，你又怎么能够印象深刻呢？哈哈！"朱有德一边拍着自己徒儿的肩膀，一边大笑着说道。

就这样，师徒二人有说有笑地开始了一天的采药之旅。

附子

花椒——治遍身恶风水肿湿气

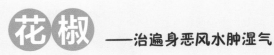

"阿嚏！"随着一声响亮的喷嚏声，小神农匆匆来到厨房。

此时，师娘正在厨房里忙活着做午饭，小神农最受不了这种刺鼻的气味，见到师娘在往菜里撒花椒，立刻逃也似地离开了厨房。

很快，师娘就将一碗美味的水煮鱼端上了餐桌。

小神农见到油光闪闪的水煮鱼，整个人都来了精神，刚要伸筷子夹上一块鱼肉，却被师傅给拦了下来。

"想吃饭哪里有那么容易？"朱有德笑着说道。

"师傅，您老人家就别折磨我了好吗？"小神农看着水煮鱼，口水都要流出来了。

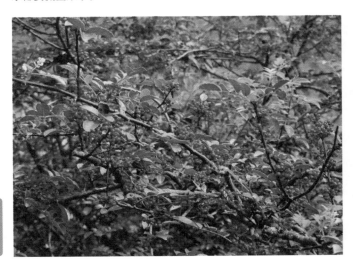

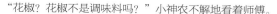

"想要吃饭也行，那就来回答我几个问题吧。"朱有德笑眯眯地说道。

"什么问题？快说！快说！"小神农显然已经迫不及待了。

"就考你一个简单的，就来说说这水煮鱼当中的花椒吧！"朱有德指着碗中的花椒说道。

"花椒？花椒不是调味料吗？"小神农不解地看着师傅。

"看看，这你就不知道了吧？花椒不仅是一味调味料，还是一味药材呢！"朱有德一脸得意地看着徒弟。

"药材？那师傅您快说说花椒都有哪些功效啊？"小神农咬着筷子问道。

"花椒性温，味辛，具有温中止痛、杀虫止痒、除风邪气、固齿发、去寒痹等功效。"朱有德告诉小神农。

"啊？真没想到，原来花椒还有这么大的本领呢！"小神农惊讶地感叹。

"其实花椒的本事可大呢！除了能够食用之外，它还可以外用。"说着，朱有德故意停了下来。

小神农着急地催促道："那师傅您快说说，花椒外用还有哪些用途？"

"花椒外用可以治疗秃顶，只需要将花椒放在白酒中浸泡7天，之后每天用干净的毛巾蘸着浸泡过花椒的白酒，反复在自己的头皮上涂抹，就可以起到很好的生发效果。"朱有德笑着说道。

"师傅，生姜不是也有生发的效果吗？"小神农立刻问道。

朱有德点点头，"当然，如果配合生姜汁，那么生发的效果就会更加显著了。"

花椒

"师傅，花椒除了具有生发的效果，外用还能治疗什么呀？"小神农忍不住接着问道。

"治疗痔疮！"

"痔疮也能用花椒治？"小神农觉得有些不可思议。

"当然，只需要将一把花椒放在布袋中封好，将布袋放入开水中沏水，用热气熏患处，等到热水温度适宜再进行坐浴就可以了。"朱有德说。

"哦！原来花椒这么厉害，看来我以后可不能小看花椒了。"小神农惊叹不已。

"只知道它厉害可不行，你知道它长成什么样子吗？"朱有德又问。

"当然知道，花椒是呈圆球状的果实，直径0.4～0.5厘米，多裂成两瓣，外面颜色棕红，长有多数疣状凸起油点，里面含一颗黑色的种子。"小神农自信地说。

"那它的植株长成什么样呢？"朱有德追问。

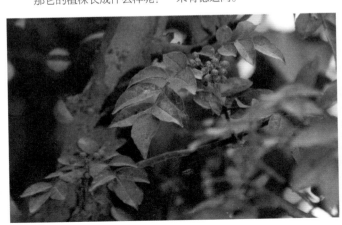

花椒

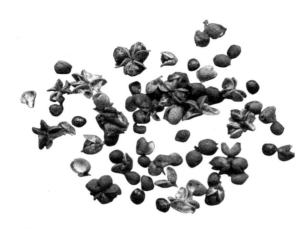

"我们这边根本不种花椒，我怎么会知道呢？"小神农一下回答不上来了。

"哈哈，其实花椒树很好认。它是一种落叶小灌木，株高可达3～7米，茎干常有增大的皮刺，叶子为单数羽状复叶，叶柄两侧带一对扁平的皮刺，小叶纸质，为卵形，边缘有细齿，齿缝处长有腺点，叶下中脉基部还常生有锈褐色长柔毛。它开花时，会生聚伞状圆锥形花序，花朵为单性，4～8片花瓣围成一轮。花谢之后，结球形蓇葖果，这也就是我们看到的花椒粒了。"朱有德笑着为小神农讲解道。

"真有意思，我还以为花椒粒是在一个大壳里长着的呢。"小神农呆呆地想着。

"新知识学完了就不要发呆了，别辜负了你师娘做的水煮鱼，赶快把它吃光吧！"朱有德笑着说。

小神农早就迫不及待了，他先给师傅和师娘每人夹了一块水煮鱼，自己才愉快地吃了起来。

花椒

吴茱萸

——温中下气利五脏的香料

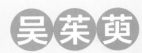

眼看水煮鱼就要吃光了，小神农却一个不小心将一根大大的鱼刺吞进了肚子里，随后他便手捂肚子，皱起了眉头。

朱有德见小神农的神情有些不对，立刻问道："你哪里不舒服？"

"师傅，我刚才吃鱼的时候，不小心将一根大鱼刺吞进了肚子里，现在我的肚子好痛啊！"小神农手捂着肚子，一脸痛苦。

"你先不要乱动，让你师娘照顾你，我一会儿就来。"说完，朱有德立刻起身走进了药房，从药箱中取出几片叶子，并且迅速烧了开水，将叶子放入其中煎煮。

很快，朱有德将一碗煎好的叶子水端到了小神农的面前，让他

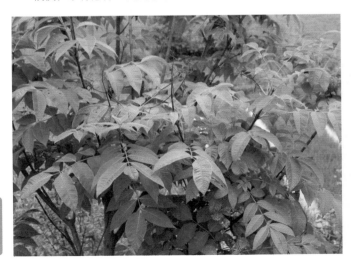

吴茱萸

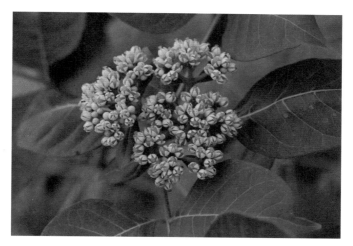

喝下。

小神农乖乖地将叶子水喝下，很快就感觉肚子不疼了。

"师傅，您刚才给我喝的是什么呀？怎么我的肚子一点都不疼了呢？"

"我给你喝的是用吴茱萸煎的水。"朱有德回答。

"吴茱萸？这药是做什么的呢？"小神农接着问道。

"吴茱萸性热，味辛、苦，具有散热止痛的功效。"

"师傅，那吴茱萸长什么样子啊？"小神农好奇地问道。

"我们上次可是在山上特别观察过的，就是那几株高达七八米的大树，还记得吗？"朱有德问道。

"哦，我想起来了，那树的幼枝和叶柄、叶轴都生有黄褐色的柔毛，叶片为羽状复叶对生，小叶长椭圆形，长5～14厘米，宽2～6厘米，叶面上生有疏毛，叶背下长白色长柔毛，还有透明的腺点。当时，您还告诉我，它的花是单性异株生长的，花序为圆锥形，花谢了会结紫红色的蓇葖果，表面有粗大腺点，每个果实里会有一粒种子。"小神农努力回想之前与师傅一起上山采药的情景。

"对，那树的叶子就是吴茱萸了。"朱有德笑着说道。

"原来那就是吴茱萸啊！多亏那天您采了几片回来，要不然我今天就惨了！可是，师傅，吴茱萸除了能够治疗鱼骨入腹之外，还能够治疗什么啊？"小神农想了想又问。

"吴茱萸还可以用来煎酒，用煎好的酒来漱口还可以治疗牙疼。此外，内服吴茱萸还可以治疗肝胃虚寒引起的腹痛。"朱有德耐心地讲解。

"看来今天这根鱼刺真没有白扎，又认识了一味新的药材。"小神农笑嘻嘻地说道。

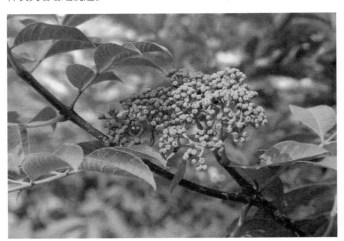

吴茱萸

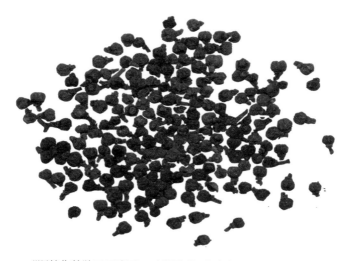

　　"既然你的肚子不疼了，又学习到了新知识，那么今天的碗就由你来洗吧！"朱有德说完起身就往屋子里走。

　　小神农委屈地在朱有德身后说道："师傅，您就不能体谅体谅您的徒儿吗？我这伤才好！"

　　"既然伤好了，那洗碗就当是诊金吧！"朱有德头也不回地走进了屋子。

桂枝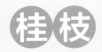
——治头痛，消阴寒的良药

今天的天气格外好，朱有德带着小神农来到树林当中，师徒两人这边看看，那边瞧瞧，他们在寻找一种药材——桂枝。

突然，小神农大喊："师傅，师傅！您快来看！"

朱有德听见小神农大喊，立刻循声来到小神农的身边。

小神农手里拿着一片长约12厘米的树叶问道："师傅，您看这个东西是什么？"

朱有德接过小神农手中的叶子看了看，笑着说道："这个就是桂枝的叶子。"

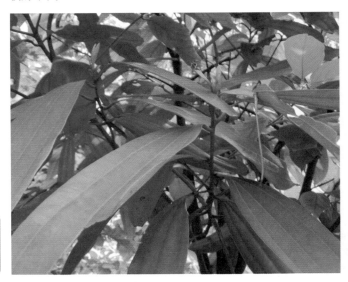

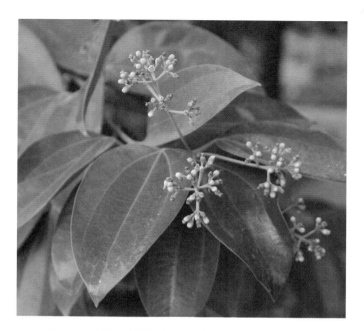

　　"桂枝？这种植物长得高吗？会不会开花，听它的名字感觉会开很好看的花呢。"小神农若有所思地说。

　　"桂枝是一种常绿乔木，又叫肉桂。它可以长12～17米高，树皮是灰褐色的，幼枝为四棱形。它的叶片互生，为革质，长椭圆形。叶片全缘，上面绿色，叶背则为灰绿，还带有细柔毛。它也会开花，每年5～7月为花期，但花朵很小，直径只有3厘米，花被是黄绿色的，内外都生有短柔毛。花谢之后，会结出倒卵形或者椭圆形的浆果，前端平截，颜色暗紫，长12厘米左右。果实要到明年的2～3月才会成熟，里面长有长卵形的紫色种子。"朱有德拿着手中的叶子给小神农讲解，"虽然它不会开好看的花，但整株树都带有香味，很好闻呢。"

"师傅，那桂枝究竟有什么功效呢？"小神农继续问道。

"桂枝可以入药的有两部分，一个是桂枝的皮，另一个是桂枝的干燥嫩枝。"朱有德说。

"师傅，那这两种不同用药部分的药效有没有区别呢？"小神农又问。

"当然有所不同了，虽然说桂枝的皮与嫩枝都是性温，味辛，但是功效是有一定区别的。桂枝皮具有益精明目、通九窍、生肌肉、消瘀血、杀三虫等功效，而桂枝的嫩枝却具有补中益气，去冷风疼痛、伤风头疼等功效。"朱有德笑着说道。

"哦！原来是这样啊！那师傅您平时都用桂枝治疗哪些疾病呢？"小神农继续追问道。

"你还记得上次有一个老奶奶找我们看病，她中风失音，因此喉

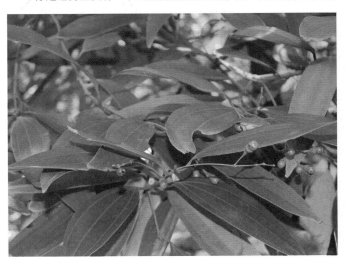

桂枝

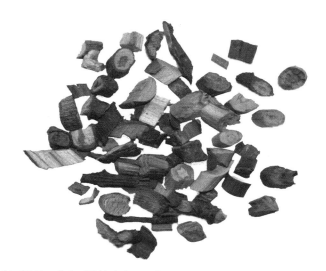

痹不语吗？我当时让她含在舌下的东西就是桂枝。"朱有德说道。

"对啊！您一说我就想起来了，那么上次您给一个患有风寒感冒的小孩看病，用的是不是也是桂枝啊？"小神农问道。

"对了！桂枝可是治疗风寒感冒的良药呢，而且还可以缓解头痛哦！"朱有德满意地点头道。

"太棒了，今天跟师傅出来采药，又有了一个大收获。我学会了桂枝的药理，真高兴！"小神农高兴地说道。

桂
枝

干姜

——回阳通脉的调味料

小神农今天一早起来就觉得胃不太舒服，师娘见他这个样子，非常心疼，特意做了小神农最喜欢的早餐。可是他还是提不起食欲，完全没有想要动筷子的欲望。

朱有德见小神农有些异常，就让小神农将手伸过来，替小神农把了把脉。

"小神农，你觉得你的身体出现了什么问题？"朱有德问道。

"我最近觉得胃十分不舒服，而且还经常会恶心，没有任何食欲，我感觉应该是脾胃虚弱造成的。"小神农说道。

"嗯，你说得没有错。那你来说说，以你现在的身体状况，吃点什么东西好呢？"朱有德继续问道。

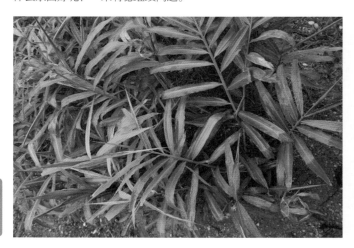

干姜

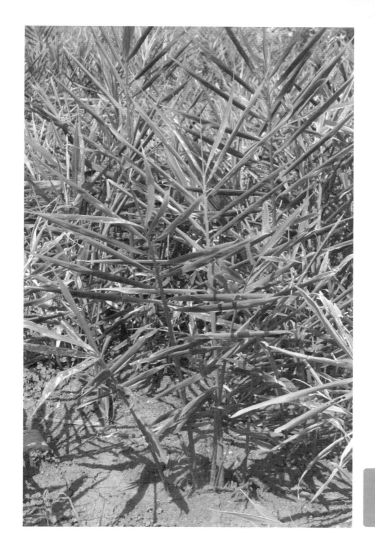

干姜

"让我想想……"小神农一边挠着脑袋，一边努力想着要怎么回答师傅的问题。

"给你个提示吧！我们日常生活中都能吃到的东西，而且你不太喜欢它的味道。"朱有德笑着说道。

"师傅，您该不是说生姜吧？"小神农皱着眉头问道。

"嗯，差不多。不过，这次我要让你吃炮制后的干姜。"朱有德笑着说。

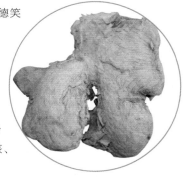

"干姜？干姜有什么作用呢？"小神农不解地问。

"干姜性温，味辛，具有温中散寒、回阳通脉、温肺化饮、燥湿消痰等功效，可以治疗脘腹冷痛、呕吐、寒饮喘咳、泄泻等症。"朱有德讲道。

"那炮制过的干姜与生姜还是一样的吗？味道怎么样？"小神农又问。

"炮制好的干姜呈扁平块状，具指状分枝，长3～7厘米，厚1～2厘米，表面赤黄色，比较粗糙，带有纵皱纹及明显的环带。分枝处常有残存的鳞叶，顶端还有茎痕。它质地坚实，断面黄白，呈粉性，有时也会是颗粒性，内皮层有明显的环纹，可见维管束和黄色油点，气味要比生姜更香，更辛辣。"朱有德说。

"其实，生姜长成什么样我也不太清楚，特别是它植物的茎叶部分……"小神农听师傅说得仔细，不禁产生了求知欲。

"这不怪你，我们这边的确很少种植生姜。它是一种多年生的草本植物，茎高50～80厘米，茎多分枝，叶片互生，排列生长，呈披

干姜

针形，长15～30厘米，前端尖，基部渐狭。它每年8月开花，从根茎中抽出花葶，生穗状花序，花朵苞片卵形，为淡绿色，边缘淡黄。花冠是黄绿色的，管状生长，前端裂3片，为披针形，唇瓣有紫色条纹和淡黄色的斑点，两侧裂片为黄绿色，有紫色边缘。花谢之后就会生出球形蒴果，里面可长有多颗黑色种子。"朱有德顿一顿，接着说："不过，生姜不是它的果实，而是这种植物的根茎，它质地脆而有汁，断面黄白，气味浓郁，也就是你经常看到的生姜块了。"

"没想到我们平时吃的姜又好看功效又强啊！"小神农不禁感叹。

"可是你偏偏不喜欢吃，每次放在菜里，你都很嫌弃它的味道。"朱有德取笑道。

"师傅，您就不要再说人家挑食这点毛病了。先来说说怎么治疗我现在这种情况吧！"小神农有些不好意思了。

"用干姜煮水来喝，或者平时做菜的时候多放一些干姜在里面，都可以调节你现在的症状。"朱有德说道。

"啊？那看来我今天是躲不掉喝干姜汤的命运了。"小神农垂头丧气地说。

"想要不得病就得不挑食，这样胃口才能好，才能够健康成长，知道了吗？"朱有德一脸严肃。

"知道啦！师傅，我以后一定不挑食了。"小神农说完就来到了厨房里，看来今天他非得喝最讨厌的干姜汤不可了。

干姜

高良姜

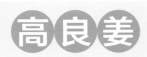

——散寒止痛的辛辣草药

天气晴好，师徒二人又来到山中采药，短短一个上午就采到了不少药材。中午的时候，朱有德提议休息一下。

于是，师徒二人便来到一棵大树下休息，小神农拿出背包里的干粮和水递给师傅。

"师傅，您吃点东西吧！"小神农说道。

"你也吃一些吧！休息一下，我们下午还要继续采药呢！"朱有德叮嘱道。

师徒二人就这样坐在大树下吃了起来，很快两个人都吃饱了。

"小神农，你看看那边的植物是什么？"朱有德指着不远处的一

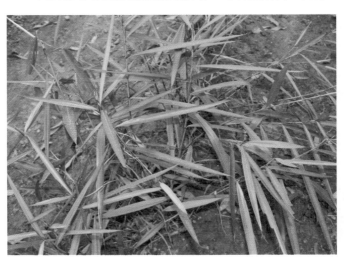

高良姜

株高约1米、开着紫色花的植物问道。

　　小神农回头看过去，那是一株茎丛生，直立生长的植物，叶片呈窄窄的披针形、前端尖、基部渐狭、全缘，偶尔有不明显的疏齿。时值夏日，植物的花开得正好，花序为圆锥形，生于顶端，花朵稠密聚集生长，花冠为漏斗状，呈浅肉红色，外面有一层短柔毛。

　　"师傅，这您可就问对人了。我认识它，它就是高良姜。"小神农底气十足地说道。

　　"哦？那你告诉师傅，它结什么样的种子呢？"朱有德满意地点头。

　　"它的花期很长，4～10月都开花，花谢之后就会结球形蒴果，长约1.2厘米，表面有短毛，等到蒴果成熟，就变成橘红色，里面长有带假种皮的钝棱形种子，颜色是棕色的。"小神农流利作答。

　　"嗯，看来最近的书没有白看。那你再来说说高良姜的性状与功

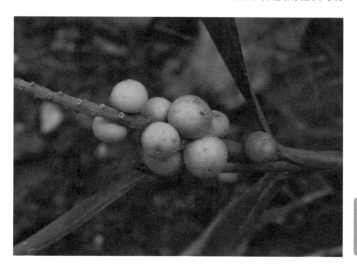

高良姜

效吧？"朱有德笑着说。

"高良姜是它的根茎，为圆柱形，多弯曲，有分枝，表面颜色棕红，有细密的纵皱纹以及灰棕色的波状环节，每节长1厘米左右，一侧有圆形根痕，它性大温，味辛辣，和生姜差不多，有温胃散寒、消食止痛、下气利咽、除风湿痹痛等功效。"小神农自信满满地说道。

"嗯，不错，说得好！那你再来说说用高良姜可以治疗哪些病症吧。"朱有德连连点头。

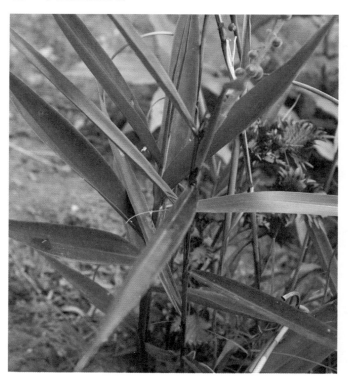

高良姜

"高良姜可以治疗胃脘冷痛、腹部冷痛、呕逆、力弱、反胃呕吐、泻痢转筋、胃寒呕吐等症。"小神农快速地回答道。

"哈哈，不错！"朱有德很高兴，没想到这个小徒弟居然进步这么大。

"师傅，其实我知道，高良姜还有一个妙用！"小神农笑着说道。

"哦？那你来说说吧！"朱有德略有些吃惊地看向小神农。

"高良姜还可以治疗口臭！"小神农自信地说。

"应该怎么用呢？"朱有德问道。

"用高良姜配草豆蔻，将它们磨成粉末用水煎服，就可以起到治疗口臭的效果。"

"不错，看来你最近真没少读书，连这种问题也留意到了，值得夸赞！"朱有德摸着小神农的头说道。

"既然师傅都夸我了，那下午我们采药的时候，您一定要多教我认识几种新药材才行！"小神农仰着头看着师傅。

"好的，没有问题！"说完，师徒二人站起身来，再次开始采药。

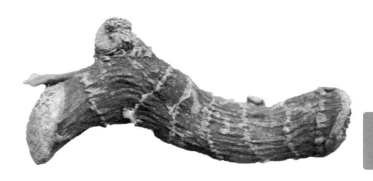

高良姜

丁香
——温中散寒的香气草药

　　师徒二人正在树林中采药，小神农突然闻到了一阵阵浓郁的香味，就问："师傅，您闻到一股很浓的香味了吗？"

　　"闻到了，怎么了？"朱有德问道。

　　"是什么散发出来的呢？好浓啊！真好闻！"小神农说完用力吸了吸鼻子。

　　"看到那边叶柄细长，叶对生的植物了吗？"朱有德指着不远处的一株植物说道。

　　"就是它散发出来的香味吗？"小神农顺着朱有德手指的方向看去。

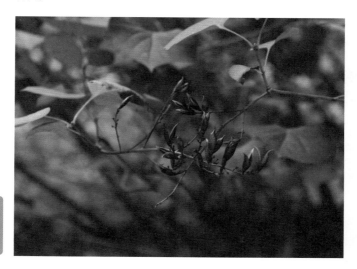

丁香

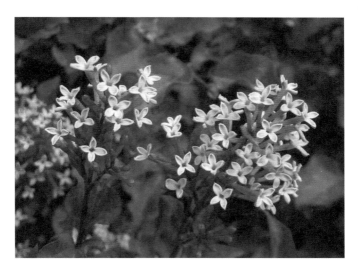

　　"对，它叫丁香，花期分早花、中花、晚花3类，最早的4～6月开花。"说完，朱有德带着小神农走近丁香，"这是一种常绿乔木，有的可以长10米高，它的叶子对生，呈长方倒卵形，前端尖，基部渐窄，为全缘。花序是聚伞圆锥形，生于枝顶，它的花萼肥厚，为管状，前端开4浅裂，呈三角形，它起初并不是紫红色，而是绿色的，随着时间慢慢变化成紫红色。花冠部分是白色中带淡紫的颜色，花柱粗厚，但柱头不明显。等到花一谢，就会结出红棕色的浆果来，是长圆形的，前端可见肥厚宿存花萼裂片，还带着香味，里面则长有长方形的种子。"

丁香

"哇！好神奇啊！"小神农接过朱有德手中的丁香花，忍不住赞叹。

"师傅，丁香入药的部分只有花吗？"小神农问道。

"丁香入药的部分除了花蕾，还有皮。"朱有德回答。

"师傅，那入药部分不同，药性和药效一样吗？"小神农追问道。

"无论是丁香花还是丁香皮，都是性温、味辛的药材，但是功效却略有不同。丁香花具有温脾胃的作用，可以治疗风毒痈肿、霍乱腹胀、牙齿朽烂等症。而丁香皮可以治疗心腹冷气、牙痛等症。"朱有德说道。

"这花的味道真的是太香了，入药之后的味道应该也不惹人厌吧？"小神农手里拿着丁香花说道。

"当然了，要不然怎么会用它治疗小儿吐泻和吐奶呢？"朱有德

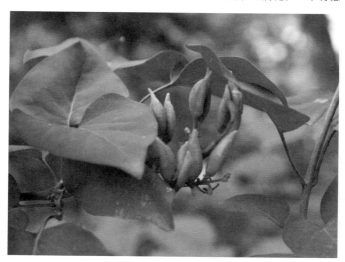

笑着说道。

"用它给小孩儿治病？那师傅您再说说怎么治！"小神农一听能够给小孩儿治病，立刻来了精神。

"用等量的丁香和橘红做成黄豆大小的蜜丸，用汤服下，可以治疗小儿吐泻。一些小孩出生后不久有吐奶问题，也可以用丁香和陈皮与母乳和在一起，这样给小孩喝下，小孩子就不会再吐奶了。"朱有德讲道。

"哇！太好了，我喜欢这种药材，这么香，还能够给小孩儿治病！"小神农高兴极了。

"喜欢那就多采一点吧！采药的工作就交给你了。"朱有德拍了拍小神农的肩膀说道。

"好的师傅，徒儿一定不辱使命！"说完，小神农干劲十足地开始采药。

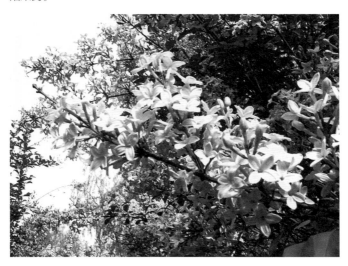

丁香

胡椒

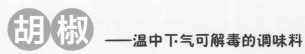

——温中下气可解毒的调味料

前几天朱有德给人看好了病，今天病人前来答谢，送给朱有德一条大鱼。小神农高兴得手舞足蹈，他最喜欢吃鱼了，于是立刻嚷嚷着让师娘中午给他做鱼吃。

"今天我来给你们露一手，不过你也不能闲着，要给我当帮手哦！"朱有德说道。

"当然没问题。"说完，小神农便急急地拉着朱有德进了厨房。

师徒二人合作默契，很快大鱼就入锅了。这时朱有德吩咐小神农说道："徒儿，去把柜子里的胡椒拿来，撒在鱼里一些。"

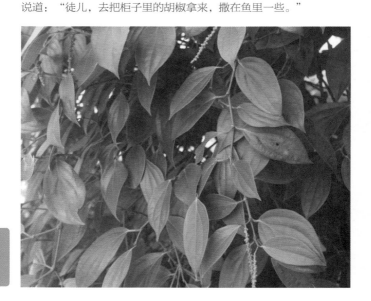

"好的，师傅！"小神农立刻将柜子里的胡椒拿了出来，往鱼汤中丢了一些。

"师傅，为什么做鱼要放胡椒呢？我们不是有花椒吗？难道它们不一样？"小神农非常不解。

"它们还是有些区别的。花椒散寒燥湿作用强大，而胡椒不仅可以调味，还具有去毒的功效。我们平时吃鱼、肉、鳖等食物的时候，最好都放一些胡椒，这样吃

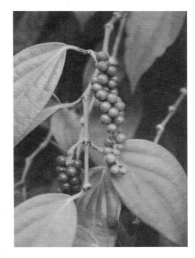

过之后就不易得病了。"朱有德说道。

"哦，原来是这样啊！"小神农好似懂了什么，"那它们长得应该很像吧？"

"长得也有区别。花椒是落叶小灌木，但胡椒却是常绿藤本植物，它的茎可长达5米，茎上多节，节处膨大，幼枝则带肉质。叶片为革质，互生，呈阔卵形，全缘。它每年4～10月开花，花是单性的，雌雄异株。花序穗状，侧生于茎上，每朵花都有一个杯状苞片，陷于花轴内。一般来说，侧生的小苞片是没有花被的，只有花药2室，雌蕊则生有3～5枚柱头。从10月到次年的4月，都是结果期，它先结出球形浆果，为绿色，密集排列成圆柱状，成熟后就变成红黄色。"朱有德细细为小神农讲解花椒与胡椒的区别。

"确实有些不同。"小神农听得连连点头。

"那你能说出胡椒的性味和功效来吗？"朱有德立刻提问。

"胡椒性大温，味辛，具有温中下气、除湿寒、暖肠胃等功效。"小神农立刻回答。

"对，没有错。那你再来说说用胡椒可以治疗哪些病症。"朱有德立刻又问。

"将胡椒泡酒，可以治疗五脏风冷、冷气心腹痛。"小神农回答。

"那如果是反胃想吐的话，要用花椒与什么一起来治疗呢？"朱有德问道。

"用花椒与生姜一起煎煮，将汤汁分3次服下，就可以治疗反胃想吐。"小神农自信地回答。

"嗯，说得不错！"朱有德连连点头说道。

"师傅，我还知道，用胡椒配大枣还可以治疗胃痛呢！"小神农

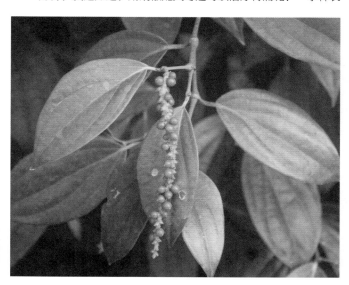

胡椒

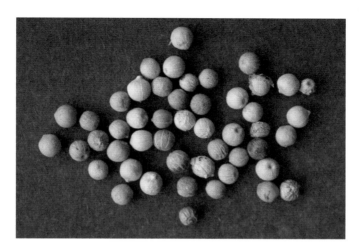

得意地说。

　　"那你说来听听。"朱有德饶有兴趣地说。

　　"用7颗大枣搭配7颗胡椒，放在饭锅上蒸7次，再将其捣碎做成绿豆大小的药丸，每次吃7粒，吃完之后胃痛的问题就解决了。"小神农说完，满怀期待地看着朱有德，等待表扬。

　　"不错，我的徒儿又有了很大的进步，为师很高兴啊！"朱有德摸着小神农的头说道。

　　"师傅，您闻到一股什么怪味了吗？"小神农突然问道。

　　"嗯，闻到了。啊……我的鱼！"朱有德突然想起，锅里还炖着鱼，刚才光顾着聊天，看来今天的鱼要糊了。

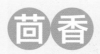

茴香 ——理气止痛的香料

一天，朱有德带着小神农经过一片菜地，小神农见到了一种以前没有见过的植物，立刻指着它问道："师傅，您看那些是什么菜？"

"这是茴香。"朱有德说道。

"茴香？茴香原来长这个样子啊！"小神农很惊讶。

"是啊！你可以过去好好观察一下。"朱有德说道。

小神农走上前细细地观看：茎部光滑，直立生长，颜色灰色，多分枝。较下部的茎生叶柄长，约10多厘米，中、上部短，多为鞘状，边缘有膜质，叶子为阔三角形，4～5回羽状全裂，末回裂片为线形。

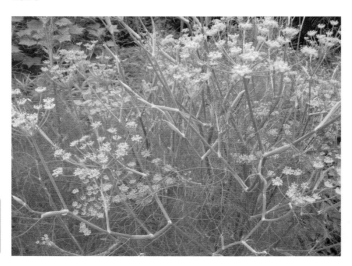

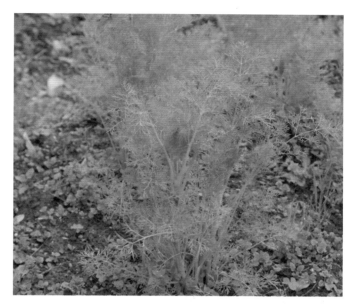

"师傅，这怎么跟我平时见到的茴香有点不太一样呀？"小神农问道。

"这是还没有成熟的茴香，等它们成熟了，才会结出你平时见到的茴香籽。每年5～6月，是茴香开花的季节，它的花序为复伞形，花序梗长12～25厘米，小伞形花序为14～39个，不等长。花朵无萼齿，花瓣是黄色的，倒卵形，非常小，花谢之后，可结长圆形的果实，长0.4～0.6厘米，宽0.1～0.2厘米，表面有5条主棱，棱槽内有油管，腹部平直，也就是我们平时用到的茴香籽了。"朱有德回答。

"师傅，我刚刚闻到了，茴香的茎和叶子都会发出特殊的香辛味，那么它们是不是也可以入药呢？"小神农问道。

"当然了，除了茴香籽可以用来入药，茴香的茎和叶子同样可

茴香

以。茴香性平，味辛，茴香籽具有散寒止痛、理气和胃、止痛、止呕吐、调中等功效，而茴香的茎和叶子具有治疗腹中不安、脘腹胀痛、小腹冷痛等功效。"朱有德讲道。

"师傅，茴香的茎和叶子要怎么使用呢？"小神农问道。

"茴香茎和叶子的使用方法很简单，只需要放在水中煮食就可以了。如果小腹有刀刺一般的疼痛，且喘息不止的话，还可以将茴香的茎和叶子捣成汁配上热酒服用。"朱有德说道。

"哦！原来茴香的茎和叶子还有这么大的用途啊！"小神农连连点头。

"那你来说说茴香籽有什么用途吧！"朱有德问。

"茴香籽可以治疗小便频数。将茴香籽用水洗净后，加少许盐炒香后磨成粉末，将茴香粉放在糯米糕中就可以了。"小神农回答道。

"嗯，说得不错，只可惜不认识茴香的样子。"朱有德不放过任

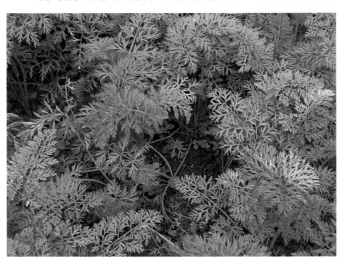

茴香

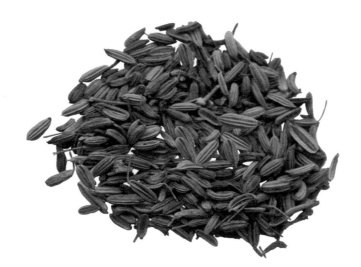

何教育徒弟的机会。

　　"师傅，我错了！下次我一定多看书，多了解一些知识，保证不会让师傅失望的。"小神农认真地说。

　　"好徒儿，要知道认识药材可不是一件容易的事情，需要记住的东西太多，而且不能只了解片面的知识，知道吗？"朱有德说。

　　"师傅，徒儿记下了。"说完，师徒二人继续前行。

茴香

荜茇
——香辛的温里药物

"师傅，师傅！您快过来看！"小神农大喊着。

此刻，正在一旁聚精会神采药的朱有德被小神农的喊声吓了一跳，慌忙说道："我来了，怎么了？"

"师傅，您看这是不是药材啊？"小神农指着地上的一株藤本植物说。

朱有德刚才还以为小神农遇见了毒蛇，结果没想到居然是一棵草药。

"你个小鬼头，难道想要吓死为师吗？看见草药有什么大惊小怪的？"朱有德一脸严肃地责备道。

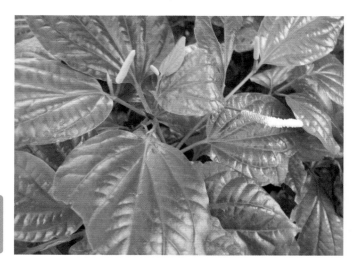

"嘿嘿！我这不是之前没见过这种草药吗？刚才是我有点激动了，实在不好意思啊，师傅！"小神农挠了挠头傻笑着说。

朱有德蹲下后，仔细观察地上的草药。这株草药的茎下部匍匐生长，枝横卧在地面之上，叶子互生。草药下部的叶子形状为卵圆形，且叶柄很长；草药上部的叶子形状为卵状圆形，叶柄比较短。而它的花是雌雄异株，花序为与叶对生的穗状，花苞片近圆形，基部略窄。通过观察，朱有德心中已然知道它是什么了。

"这株药材叫做荜茇，这些花谢之后，它会结出浆果，上部圆，顶端有突起，与花序轴并生。"朱有德说道。

"荜茇？"小神农重复了一遍。

"怎么？你知道它？"朱有德问道。

"有点了解，上次师傅给我的书里有关于荜茇的介绍，只是我对它的样子不太了解。"小神农说道。

"那你就来讲讲荜茇的性味、功效吧！"朱有德索性坐在地上，准备听徒儿讲解。

"荜茇性大温，味甘，无毒。具有温中下气、除胃冷、补腰脚、杀腥气、促消化等功效。"小神农娓娓道来。

"不错，知识点记得倒是很牢靠。那么你知道我们平时用药都是用它的什么部位吗？"朱有德提问。

"我也一直在纳闷呢！这株植物跟我平时见到的荜茇一点都不一样，我也想知道我们平时用的荜茇究竟是哪部分，难道是根吗？"小神农疑惑道。

"我们平时见到的荜茇都是圆柱形的，形状微微弯曲，长2～4厘

荜茇

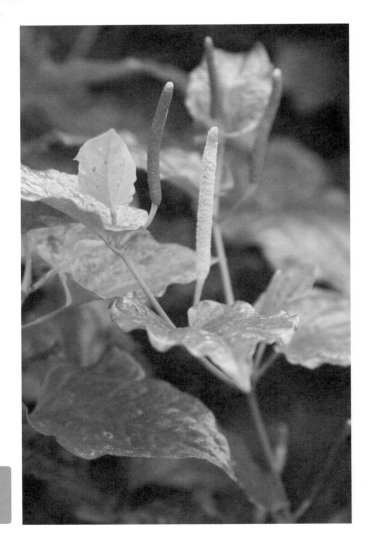

米。这并不是荜茇的根，而是荜茇还没有成熟的果穗。将尚未成熟的果穗晾干，就是我们所需要的药材了。"朱有德讲道。

"原来是这样，难怪我无法将荜茇与眼下这棵植物联想到一起。"小神农尴尬地笑了笑。

"那你知道我们平时还可以用荜茇治疗什么病症吗？"朱有德再次提问。

"我见到一本医书上写到，荜茇可以治疗偏头风痛。只需要将荜茇磨成粉末，让病人口中含一口温水，左边头痛用左鼻吸粉末，右边头痛就用右鼻吸粉末即可。"小神农说道。

"嗯，说得好。只是以后要多注意识别药材，有很多药材的用药部分与它们的长相有些不同，一定要做好区分啊！"朱有德语重心长地说。

"好的，师傅！"小神农爽快地回答。

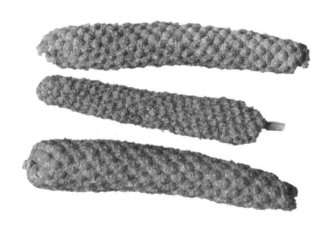

枳实 ——消食破气的良药

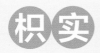

　　这天，朱有德收拾药材，小神农则在一旁帮忙，时不时还会问问这种药材是做什么的，那种药材是什么。

　　正当朱有德收拾一堆果皮为暗棕绿色以及黑绿色的干燥幼果的时候，小神农在一旁问道："师傅，您收拾的这个药材是什么呀？"

　　"你看它像什么？"朱有德拿起一颗放在小神农的手上。

　　小神农将小果子放在手上反复观察，发现它虽然颜色难看，但是模样长得却跟小橙子有点相似。

　　这颗干燥的小果子表皮上有很多皱纹，而且还有一些颗粒状的凸起，看上去与橙子干很像。于是小神农说道："师傅，怎么我翻来覆

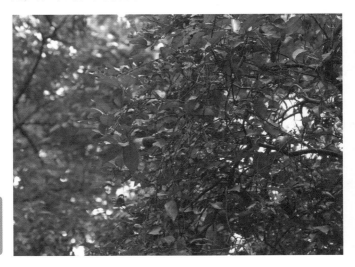

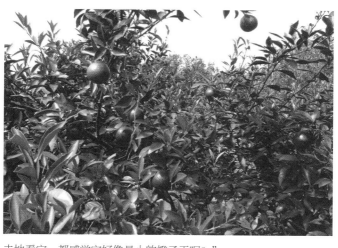

去地看它，都感觉它好像是小的橙子干呢？"

"你说得没错，它实际上就是甜橙或者酸橙的干燥幼果。"朱有德说道。

"那它叫什么名字呢？"小神农掂量着手中的小果子问道。

"枳实。"朱有德对小神农说道。

"既然都是橙的幼果，怎么还有酸、甜之分呢？"小神农有些迷糊了。

"因为它们并不是来自同一种植物的幼果，比如酸橙枳实，它就是酸橙的幼果。这种幼果呈圆球形，直径0.3～3厘米，外表是灰绿色的，密被多数油点及微隆的皱纹，还会有黄白色小斑点，于基部可见果柄痕。它的切面比较光滑，

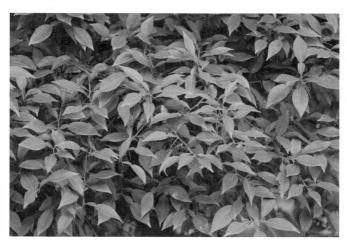

颜色淡黄棕色，中间褐色，有7~12瓤囊，味苦而微酸。还有一种香圆枳实，它就是香圆的幼果了，呈不规则球形，表面有黄白色茸毛，比较粗糙，但它与酸橙幼果外表及内里相似。只是它香气重，味酸而苦。"朱有德稍停一下，继续说，"还有一种枳实，叫绿衣枳实，虽也是球形，但比前两种都大一些，直径2~3厘米，表面绿黄色，除了密生小油点及皱纹，还有细柔毛。它的瓤囊数也少，只有6~8瓣，气味有香气，但汁胞味道酸苦。这3种枳实是3个不同的品种，自然味道各有不同了。"

"那师傅您说说枳实的性味是什么？都有哪些功效呢？"小神农急切地问道。

"枳实性寒，味苦、辛，具有消食破气、通利关节等功效。"朱有德说道。

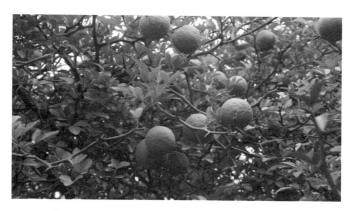

　　"师傅，枳实既然是酸橙或者甜橙的幼果，那么要怎么炮制成枳实呢？"小神农问道。

　　"想要制作枳实，必须要选用每年5～6月份采摘的果实，或者捡落在地上的果实，将这些果实从中间剖开，将其晒干，再用清水洗净之后，闷透，切成薄片，晾晒至干燥就可以了。"朱有德详细地讲解道。

　　"枳实原来是这样制作的呀！"小神农望着手中的枳实自顾自地说道。

　　"枳实最大的功效就是可以行气消痰，而且可以治疗大便秘结。"朱有德告诉小神农。

　　"那要怎么吃枳实呢？"小神农继续问道。

　　"最常见的就是用枳实来煮粥喝了，可以直接将少量枳实加入粥中同煮，这样煮出来的粥口感特别好，而且还具有散瘀消痞的功效。"朱有德说道。

　　"太好了，今天我又认识了一味新药材，谢谢师傅！"小神农高兴极了。

枳实

木香
——常用的理气药材

　　这一天，小神农与朱有德再次来到山中采药。朱有德最近又行医又采药，身体有些吃不消，刚上山没多久就累得气喘吁吁。

　　小神农见师傅体力不支，立刻扶着他到一旁休息，师徒二人也借机闲聊起来。

　　"师傅，我跟着您这么长时间了，也认识不少药材了，不如您今天考考我吧！"小神农说。

　　"你的提议不错，那我今天就考考你！"

　　"师傅，那您要考我什么呢？"小神农一听朱有德真的要考自己，心里既紧张又兴奋。

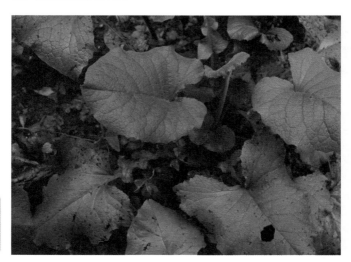

木香

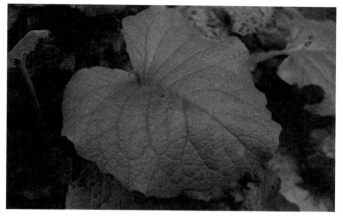

"那就考你找药材吧！"朱有德想了想后说道。

"就在我们附近找吗？"小神农迫不及待地问道。

"嗯，就考你一个我们附近就有的药材。"朱有德笑着回答。

"那是什么药材？"小神农立马问道。

"木香！"朱有德说道。

"师傅，我知道木香长什么样子，之前我在书上见到过。它的入药部分是根，所以，从外表上看我们是找不到它的，必须要找它的茎和叶子才行。"小神农说。

"对，那你来说说它的茎和叶子都长什么样子。"朱有德继续问道。

"木香虽然属于草本植物，却十分高大，可以生长到1.5～2米高，茎比较直，呈黄褐色。叶子比较大，呈三角状的卵形或者三角形，且叶柄很长，叶缘有不规则浅裂，并生有疏齿。它每年5～8月开花，花序顶生，花朵为管状，花冠上端稍分离，有5个尖齿，颜色暗紫。花谢就会结线形的瘦果，前端具2层黄色羽状冠毛，等到果

实成熟，毛就自然脱落了。"小神农娓娓
道来。

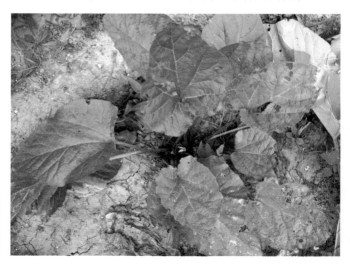

"看来你的功课做得不错，说的句
句属实，那你就在我们周围找找吧！"
朱有德满意地点点头。

"我们周围最高的植物莫过于师傅身
后那株了，如果没有猜错的话，它应该就是
我要找的木香了。"小神农指着朱有德身后的一
株接近两米高的草本植物说道。

"是的，没错，它就是木香，那你再来说说它的性味是什么？功
效有哪些？"朱有德继续提问。

"木香性温，味辛，具有理气和胃、健脾消食、安胎等功效。如
果长期服用木香，还可以起到安神的效果。"小神农介绍道。

木香

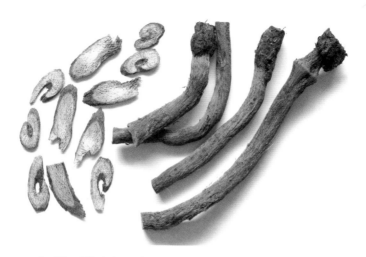

　　"不错，说得很好，我也休息够了，我们今天还要多找点药材才行！"朱有德说完，便让小神农搀扶自己起来。

　　"师傅，以后我们每次上山，您都来次小考试吧？"小神农一边扶着朱有德，一边说道。

　　"好提议，就按你说的办。"朱有德很赞成地说。

　　就这样，师徒二人继续着他们的采药之旅。

木香

香附子

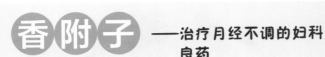

——治疗月经不调的妇科
良药

今天的天气不是特别炎热，最适合采药了，于是一大早朱有德和小神农就上山了。

小神农似乎格外有精神，不一会儿，他就已经找到了好几样有用的药材。

朱有德自然也收获颇丰，当他拿着一把草药准备放在小神农的背篓里的时候，小神农问道："师傅，您手里拿的是什么呀？"

"香附子。"朱有德回答。

"师傅，先不要放进背篓里，先让我看看香附子究竟长什么样子。"小神农说道。

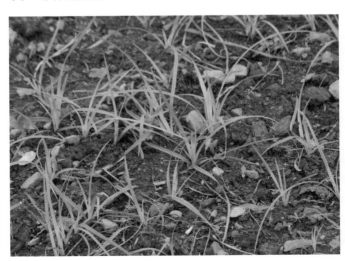

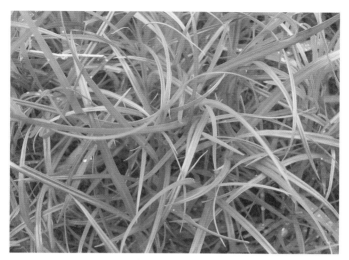

朱有德随即将手中的香附子递给了小神农。

小神农将香附子拿在手中反复观察，发现它们并不全是一株一株单独生长的。由于香附子的根是匍匐状的，所以有几株香附子已经连在了一起。

香附子的茎是直立的，呈现三棱形，叶片长约20厘米，十分窄细，其中还有两株香附子上带着紫红色的小花。此外，香附子的根好像雨伞的伞骨一样，这让小神农觉得很有趣。

"徒儿，你可知道香附子的性味和功效吗？"朱有德见小神农观察得仔细，忍不住问道。

香附子

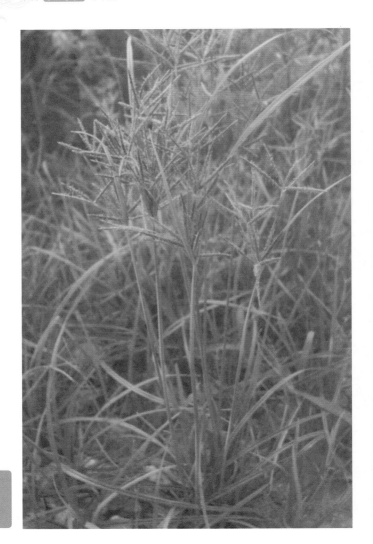

"这个我知道，香附子性微寒，味甘，具有理气解郁、调经止痛等功效，常被人们用于治疗妇科痛症以及月经不调等症。"小神农认真地作答。

"那你可知道我们平时用药都是用香附子的哪些部分吗？"朱有德问道。

"知道，是用根！"小神农脱口而出。

"你确定？"朱有德意味深长地一笑。

"难道还有别的部分？"小神农试探性地问了问。

"你知道我为什么偏偏要在6月份来采它吗？"朱有德继续问道。

"难道不是因为今天天气不热，恰巧我们上山遇见了它吗？"小神农越说越心虚。

"当然不是了，这是因为香附子只有每年的6～8月份才会开花，所以，必须要在这个时间段里采一些有花的香附子回去入药。"朱有德说。

"香附子的花与根的功效有什么不同吗？"小神农追问道。

"香附子根的功效你刚刚已经说过了，但是它的苗与花却是治疗男性心肺两虚的良药。"朱有德一脸微笑地看着小神农。

"我还一直以为香附子只能够治疗妇科病呢，没想到它还能够治疗男性心肺两虚，这回我真是学到了。"小神农拍了拍自己的脑袋，开心地笑着。

"其实，香附子的功效还不止这些。用香附子还可以治疗脚气、水肿腹胀、霍乱吐泻腹痛等症。"朱有德告诉小神农。

"看来我对药材的知识还是了解得太少了，所知道的也太片面了，我以后一定要更加认真学习才行。"小神农暗暗下定决心。

乌药

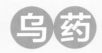

——治疗下腹胀痛的特效药

　　这天清晨，小神农在睡梦中就听见师傅好像在与人说话，于是迷迷糊糊地起床出来准备看个究竟。

　　结果，小神农刚出来就见到一个女子正捂着肚子，表情十分痛苦，头上还不断地冒着冷汗，看来一定是疼得很厉害。

　　小神农见师傅的眉头紧皱，立刻问道："师傅，她这是怎么了？"

　　"她气血不调，并且有严重的下腹胀痛、反胃呕吐的症状。"朱有德说道。

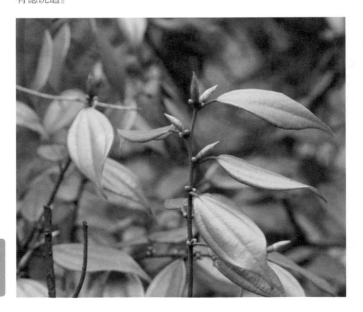

乌药

"那不是应该用行气止痛、温肾散寒的药物吗？"小神农连忙说道。

"没错，但是我们家恰巧缺一味乌药做药引，她现在这种情况，用乌药来止痛是最好不过的了，要知道乌药可是治疗下腹胀痛最好的特效药。"朱有德面露难色。

"师傅，您先别急，我这就上山去采，很快我就回来！"小神农说完，连衣服都没有顾得上换，拿着工具背起背篓就出去了。

很快，小神农就来到了山上。小神农一边认真地寻找乌药，一边不断嘟囔着："乌药性温，味辛，根具有驱虫散寒、温肾、消积食等功效；叶具有补中益气的功效；子具有治疗腹痛欲死、阴毒伤寒等功效。"

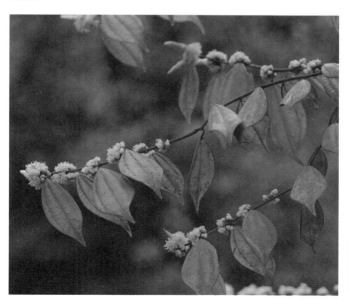

乌药

说着说着，小神农突然眼前一亮，高呼了一声："终于找到了！"

只见不远处有一棵高5米左右的大树，树皮的颜色为灰褐色，叶子为互生，形状为卵形，近革质，叶上为深绿色，富有光泽，叶下则为苍白色。小神农知道这就是乌药，因为此前与师傅采药时见过。

找到了乌药，小神农二话不说就开始刨树根。

很快，小神农就刨出来一小块纺锤状的树根，它的表面有一些结节状的膨胀，呈现棕黄色至棕黑色，还长有细小的皱纹。

小神农拿着乌药开心不已，顾不上手上的泥污，立刻将乌药放在自己的背篓里，拿起工具就直奔山下。

小神农以百米冲刺的速度往回跑，很快便满头大汗地回到了家里，将乌药交给师傅。朱有德很快配好药方，煎煮后让女子服下。

女子喝下药不久，腹痛的症状就消失了。随后，朱有德又给女子

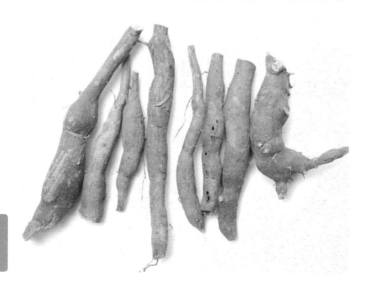

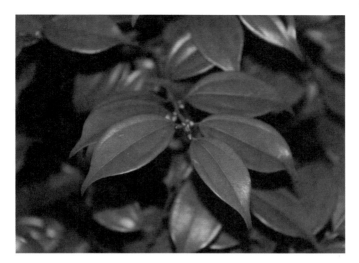

开了几副中药，让她回去好好调养身体，以后就不会再出现这种腹痛难忍的情况了。

　　女子千恩万谢地离开了朱有德家，这时小神农才觉得自己的手指好痛。原来是刚刚挖药的时候太过着急，把手指甲弄断了。

　　朱有德见到小神农因为指甲断了而在屋子里大呼小叫，十分开心，不是因为他疼得跳脚的样子很滑稽，而是为他拥有一颗急于救人的心而感觉到欣慰。

乌药

薤白 ——除寒热、去水气的良药

一大早，小神农就吵着要和师傅一起上山采药，可是朱有德却迟迟不肯同意，只顾摆弄一些草药。

"师傅，那我们今天不上山采药了吗？"小神农焦急地问道。

"今天就不上山采药了，我想将之前采到的草药整理出来。"朱有德一边收拾手里的草药一边说。

"师傅，那我可以帮您啊！"小神农在一旁说。

"那就太好了，我正好需要你的帮助。"朱有德专注地摆弄着手中的草药。

"师傅，那我做点什么呢？"小神农跃跃欲试。

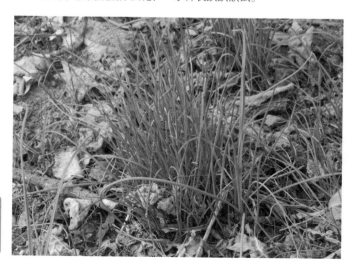

"看到那边的一堆草药了吗？将它们收集起来。"朱有德指着一团看上去乱糟糟的草药说。

"这些都是什么呀？"小神农拿起一棵草药问道。

"薤白。"朱有德头也没抬地说道。

小神农这下也惊呆了，因为眼前的薤白与自己平时见到的药材相差悬殊。小神农简直无法相信，眼前这些看上去乱糟糟的草药居然是薤白。

朱有德见小神农许久都还没开始行动，就问："你在想什么？"

"师傅，我横看竖看都不觉得我手里这团草药与薤白有任何关系。"小神农皱着眉头说道。

"现在你看着它与薤白无关，但是经过处理之后就与我们平时用的薤白一样了。"朱有德说完，接过小神农手中的薤白。

"我们平时用的薤白其实是鳞茎，看见这些黄白色或者蛋黄棕色

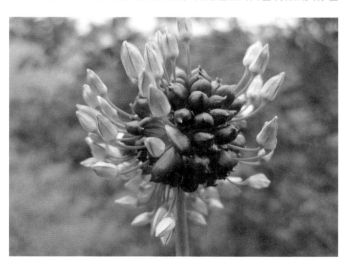

薤白

的不规则卵圆形了吗？"朱有德说道。

"看见了，好像是透明的，难道这就是薤白吗？"小神农忍不住问道。

"对，你来闻闻味道。"朱有德说完将薤白放在小神农鼻子底下，让小神农闻草药的味道。

"有一股刺激的辣味，和大蒜的味道很像。"小神农仔细闻了闻。

"对，薤白性温、滑，味辛、苦，气味与大蒜有些相似。"朱有德说。

"师傅，我知道薤白具有补虚解毒、温补助阳等功效。"小神农立马补充道。

"好，既然你对薤白有一些了解，那你再来说说薤白能够治疗哪些病症。"朱有德望着小神农问道。

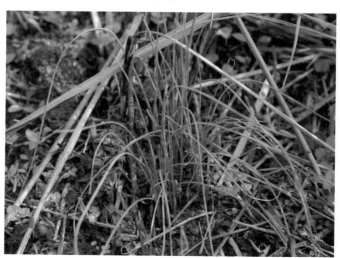

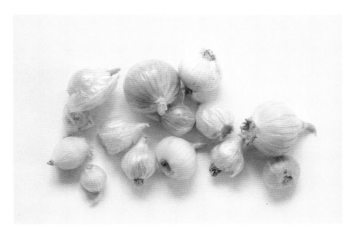

"薤白可以治疗少阴病、除寒气、行胸痹、去水气。"小神农说道。

"薤白除了可以内服，还可以外用。如果将薤白捣烂后，将其外敷到患处，还可以治疗各种疮疖呢！"朱有德讲道。

"哦，没想到这小小的草药作用还挺大。"小神农感叹地说。

"不过，你要记住，薤白可分为不同的4种，你现在看到的这种就是我们常见的小根蒜。有一种鳞茎为卵形，直径1～2厘米的薤白，则被称为长梗薤白。另外，还有藠头与天蓝小根蒜两种，只是藠头鳞茎要更小一些，直径只有1厘米左右，而天蓝小根蒜的鳞茎则几乎与小根蒜相似。"

"呀，小小一味薤白都这么多种类，药材学问可真深啊。"小神农很高兴，没想到今天没有上山采药，一样学到了新的知识。

薤白

沉香

——带有奇香的行气止痛药

朱有德觉得，有必要带着小神农出去云游一番，让他长长见识。果然，二人出门之后，小神农的医药知识也增进了不少。

这一天，师徒二人来到一座山中，由于身处密林，即便正值中午，师徒二人也没有因为天气炎热而感觉到不适。

两个人此时正坐在一株有几十米高的大树下喝水，朱有德问道："最近你跟着为师一起采药，都有什么新的收获啊？"

"当然有了，我这段时间认识了很多'高大'的药材。"小神农非常得意地说。

"哦？'高大'的药材？那你说说看，都有什么呢？"朱有德饶

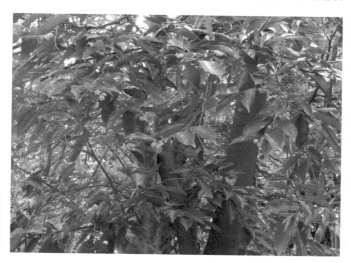

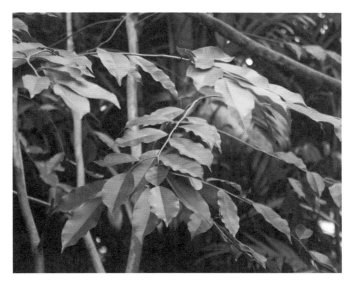

有兴趣地问道。

　　"师傅，我们身后正倚着的大树，其实就是沉香树。"小神农拍了拍身后的大树。

　　"你是怎么看出来的？"朱有德问道。

　　"师傅，您看，这棵大树的叶子是
互生的，且叶柄比较短，大概只有
2～3毫米的样子，叶片为椭圆形，
全缘、革质，但是树木却很高大，
一般都可以生长到20多米高。它
开的花是白色的，花瓣如同钟形，
分5裂，裂片卵形，外有绢状毛，内
有长柔毛。花谢还会结倒卵形的蒴果，

是压扁状的木质果，表面有茸毛，基部有木质宿存花被。"小神农认真地解释道。

"那沉香的入药部分是哪里呢？"朱有德继续问道。

"沉香的入药部分就是它的木材本身。"小神农说道。

"那你再来说说沉香的药性。"朱有德一边说一边慢悠悠地喝起水来。

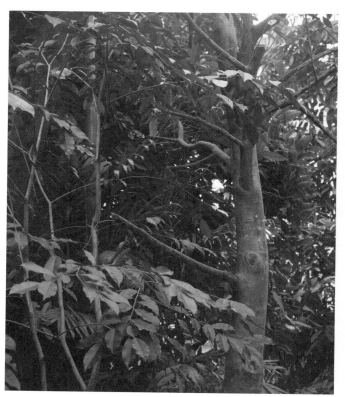

"沉香性温，味辛，具有温中止呕、行气止痛等功效，能够治疗风水肿、肝郁、毒肿、脘腹胀痛、腰膝虚冷、男子精冷、小便气淋等症。"小神农一口气说了很多。

"看来这段时间真的没有白出来采药，你又知道了这么多新的知识。"朱有德笑呵呵地说道。

"那当然了，我最近可是非常用功的。"见师傅夸奖自己了，小神农不禁开始沾沾自喜起来。

"那好，我再加试一题！"朱有德见小神农得意的尾巴都要翘到天上去了，于是决定打击一下他。

"师傅您尽管问好了，我已经做好准备了。"小神农一副胸有成竹的样子。

"那我问问你，沉香外用都有哪些功效？"朱有德笑着问道。

"外用？外用……关于外用……"小神农开始支支吾吾起来，他之前看的书里并没有关于沉香外用的记载，所以，这会儿他真是答不上来了。

见小神农低头不语，面露难色，朱有德笑出了声。

"师傅，还是您告诉我沉香外用的功效吧！"小神农低头小声说道。

"将沉香加入膏药当中，还可以治疗各种疮肿。"朱有德摸了摸小神农的头说道。

"原来是这样，太好了，我又学到了新知识。谢谢师傅教诲，以后我再也不敢骄傲自满了。"小神农低头向师傅认错。

"要知道学无止境，学习医术更是如此，一个医者绝对要保持一颗虚心求教的心。"朱有德说完将水壶递给小神农，两个人又继续坐在树下愉快地聊了起来。

沉香

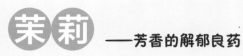

茉莉 ——芳香的解郁良药

小神农深深地吸了一口气后说道："师傅，您闻到了一股很特别的香味了吗？"

"当然了，你知道这是什么香味吗？"朱有德望着又蹦又跳的小神农说道。

"应该是一种花香，但是具体是什么花我就不知道了。"小神农说完又用力吸了吸鼻子，似乎想要闻到更多的香气。

"是茉莉花。"朱有德在一旁说道。

"茉莉花？这就是茉莉花的味道？"小神农兴奋地重复道。

"怎么了？那你觉得茉莉花是哪一种味道？"朱有德笑着问道。

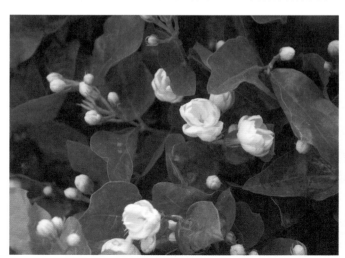

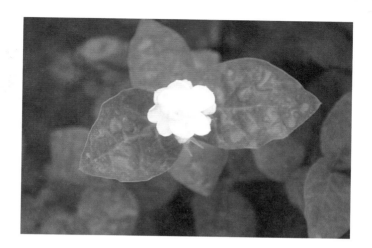

　　"我之前只是听人说过茉莉花很香，今天真的闻到了茉莉花的味道后，才知道茉莉花香真是名不虚传。"小神农一边说着，一边又忍不住再次用力吸了吸鼻子。

　　"师傅，既然我们能够闻到茉莉花的香气，那么茉莉花是不是就在我们附近？"小神农急切地想要知道茉莉花究竟长什么样子。

　　"那你就顺着香味找找看吧！"朱有德对小神农说。

　　小神农一路闻着香味，总算是找到了茉莉花。

　　小神农蹲下去观察茉莉花，发现茉莉的枝条十分细长，叶片十分光亮，呈现椭圆形或者宽卵形。

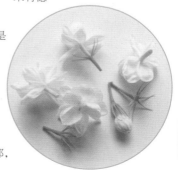

　　茉莉花为白色，味道极其浓郁，

用力吸气之后会感觉香气沁人心脾。

　　小神农随手摘下来一朵茉莉花递到朱有德的手上，说道："师傅，您快闻闻，这味道是不是特别好闻？"

　　"看来你很喜欢茉莉花的味道啊！"朱有德接过茉莉花说道。

　　"是啊，我特别喜欢带有香气的药材，闻到好闻的味道会让我感觉很开心。"小神农一边笑着一边跳着。

　　"既然你这么喜欢茉莉花的味道，那你能说说茉莉花都有哪些功效吗？"朱有德想要趁机考一下小神农。

　　"师傅，我虽然是第一次见到茉莉花，但是我却早就知道茉莉花

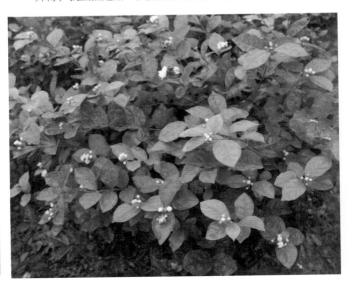

茉莉

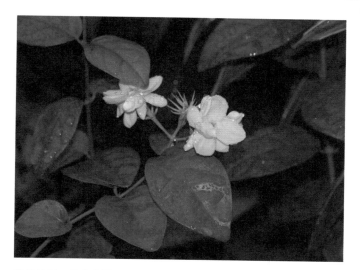

的功效了。茉莉花性温、滑，味苦、辛，具有清热解表、理气和中等功效，它的芳香还可以解郁。"小神农正说得起劲，却突然被朱有德打断了。

"你说的这些都是针对茉莉花的，那你知道茉莉的根其实也是具有药用价值的吗？"朱有德问道。

"根？这我可就不知道了。"小神农摇了摇头说道。

"茉莉的根性热，但是有毒，具有非常好的镇痛效果，无论是接骨还是损骨，用茉莉的根都可以起到很好的镇痛作用。"朱有德补充道。

"真是没有想到，原来茉莉不仅花具有药效，就连根的药效也这么神奇，今天真是长见识了。"小神农高兴地嚷道。

茉莉

刀豆 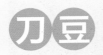——温中下气的挟剑豆

师傅又出诊去了，小神农被吩咐在家看家，于是他只得在家看医书了。他正看书看得起劲得时候，一个孩子在门外叫道："小神农！小神农！"

小神农抬头看去，原来是隔壁张奶奶的孙子亮亮，他正站在朱有德家门口四下张望。

"亮亮，你有什么事吗？"小神农问道。

"小神农，我们一起出去玩吧！"亮亮站在门口说道。

"可是我答应了师傅，要在家里看书的呀！"小神农有些犯难了，一方面想要跟着亮亮出去玩，另一方面又不敢违背师傅的叮嘱。

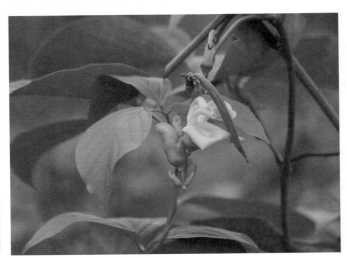

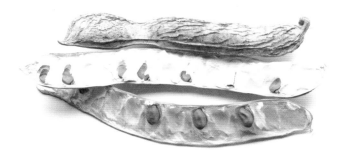

"小神农，我们去附近的山上玩，等我们回来的时候你采点草药，这样你师傅就不怪罪你啦！"亮亮人小鬼大，想出了这样一个好主意。

小神农觉得亮亮说得有道理，自己采点草药不就可以交差了吗？于是，两个孩子快快乐乐地上山去了。

"小神农，你快看，这豆子长的好奇怪呀！"到了山上不久，亮亮就发现了一些荚果极长的豆子，立刻叫来小神农一起看。

小神农走过来之后，发现这种长荚果的植物缠绕生长，茎很长，但没有毛，叶片为3出复叶，呈卵状长椭圆形。叶片全缘，两面无毛。花朵于腋间生出，2～3朵簇生在一起，萼管钟形，上唇大，有2裂，下唇则为3裂，花冠如蝶形，颜色淡紫。而已经结出的荚果为线形，扁而略弯，长10～35厘米，前端有弯曲，边缘隆起，内含10～14粒种子。原来亮亮发现的豆子正是刀豆，于是他笑着说道："亮亮，你连刀豆也不认识吗？你看这个豆子的荚果是窄长方形的，而且略有一些弯曲。"

说着，小神农又剖开一个荚果，拿出一粒刀豆子给亮亮看，并且说道："亮亮，你看刀豆子的形状像什么？"

刀豆

"像腰子！"亮亮立刻脱口而出。

"对，像肾脏。中医讲究以形补形，所以，刀豆具有非常不错的补肾功效呢！"小神农继续讲道。

"没想到这个看着不起眼的豆子原来还是一种药材呀？"亮亮不禁十分惊讶。

"是呀！而且刀豆的药效还不局限于它的种子，刀豆的果壳、根也都是药材呢！用它们可以起到通经活血、散瘀止痛的作用。"小神农笑着说道。

"小神农，你刚才说刀豆可以补肾，前几天我爷爷在你师傅那里看病，你师父说他肾虚，是不是也可以用刀豆治疗呢？"亮亮问道。

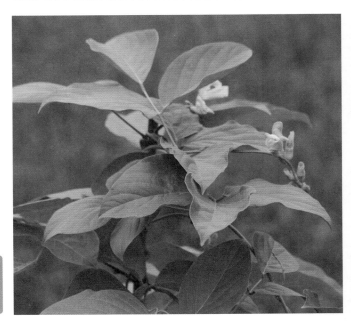

刀豆

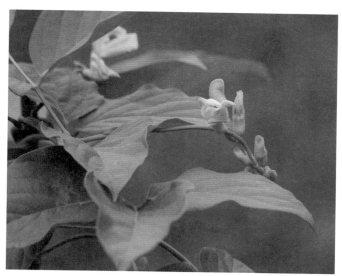

　　"刀豆可以治疗肾虚、腰痛、虚寒呃逆等症，至于你爷爷的肾虚属于哪一种我还不知道，所以，不敢随便下定论，要问过我师傅才行。"小神农一本正经地回答。

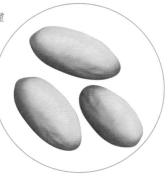

　　两个孩子在山上玩了一会儿，眼看天色已经不早了，小神农匆匆采了一点刀豆准备回去"交差"，希望师傅不要责备自己。

刀
豆

橙皮 ——生津止渴的果皮

"哇，师傅，这橙子好好吃呀！"小神农一边夸赞橙子好吃，一边不停地将果盘中切好的橙子往嘴里送。

"既然橙子这么好吃，那么你就回答为师几个关于橙子的小问题吧！"朱有德一边切着手里的橙子，一边对小神农说道。

"我就知道师傅每次给我弄好吃的，肯定又有什么题目隐藏在里面，那您就问吧！"小神农擦了擦嘴后说道。

"师傅问你，橙子可以入药吗？"朱有德问道。

"师傅，您问的问题也太小儿科了吧？橙子当然可以入药啦！橙子的果实和皮都可以入药，橙皮性温，味苦、辛，而橙子的果实性寒，味酸。"小神农一一道来。

"那我再来问问你，橙皮都有哪些功效呢？"朱有德切了一块橙子放到嘴里说道。

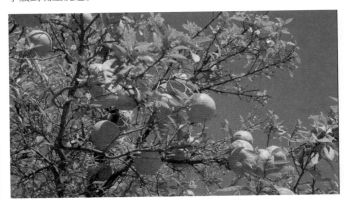

"橙皮具有开胃消食、生津止渴等功效，还可以去除胃中的浮风恶气，可以治疗感冒咳嗽以及胸腹胀痛等症。"小神农随手也拿了一块橙子。

"说完了橙皮的功效之后，接下来再说说果实的功效吧！"朱有德说道。

"橙子具有治瘿气，行风气，解鱼、蟹毒的功效。如果将其切碎后放入食盐和蜂蜜腌制，还可以治疗恶心呢！"小神农流利地回答。

"看来我的徒儿对橙子还挺了解的呀！"朱有德笑着说道。

"那当然了，我对吃的东西可是很上心的呢！"小神农笑嘻嘻地说道。

"那你知不知道其实橙皮还可以治疗痔疮肿痛呢？"朱有德反问道。

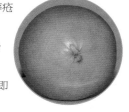

"橙皮还能治疗痔疮肿痛？那要怎么治疗呢？"小神农到十分惊讶。

"将橙皮放在桶中，烧烟，用烟熏患处即可。"朱有德讲道。

"原来橙皮还有这样的妙用，徒儿记下了。"小神农盯着朱有德手中的橙子，突然眼珠一转，"可是橙子虽然好吃，它的树长成什么样子呢？"

"噢，这个简单，橙树是生长于南方的常绿小乔木，可高3～8米，树冠多分枝，无毛，幼枝有棱角。它的叶片互生，很厚实，是椭圆形的。橙树每年4月开花，花朵白色，生于叶腋，花萼分3～5裂，5个花瓣，舌形。花谢后，就开始结球形果，成熟之后就是我们所吃到的橙子了。"朱有德刚想将手中的橙子吃掉，但见小神农一脸馋相，不由笑起来，"你个小馋猫，这个橙子也留给你吃吧！"

"谢谢师傅，不过我是要和师傅分享的！"小神农笑呵呵地说着。

橙皮

枇杷 ——润肺、止咳、下气的佳果

今天一早，小神农就独自一人上山采药去了，今天他要在山中寻找一味药材——枇杷。

昨天晚上睡觉的时候，小神农听见躺在床上的朱有德时不时的咳嗽声，很是担心师傅的身体，于是今早一起来，他就急急忙忙上山找枇杷来了。

小神农记得在山上有一棵枇杷树，现在正值6月份，是枇杷成熟的季节，所以这个时候上山采枇杷，一定不会空手而归。

很快，小神农便来到了一棵几米高的大树下，这棵树上的树叶是披针形的，叶子长10～30厘米，叶子的边缘长有锯齿，表面有一些

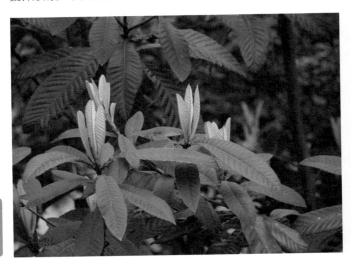

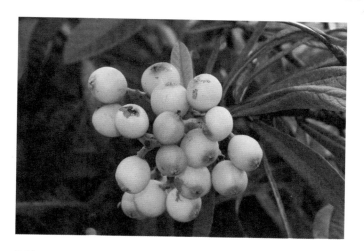

褶皱，小神农确定这就是枇杷树了。

　　小神农抬头望去，果然发现了在树叶当中隐藏的枇杷，枇杷已经成熟，呈现黄色或者橙黄色，形状犹如梨子一样。

　　小神农轻快地爬上树，将树上的枇杷摘下，顺手还摘了一些枇杷树的叶子，之后便匆匆忙忙回家去了。

　　"这一大早你去哪里了？"朱有德见小神农满头大汗地回来，忍不住问道。

　　"师傅，我昨天夜里听见您不停地咳嗽，担心您的身体，所以一早我就上山去采枇杷了。"小神农说完将背篓中的枇杷拿出来递给朱有德。

　　"看你能将枇杷采回来给我吃，想必你对枇杷都很了解了吧？"朱有德

枇杷

接过枇杷后问道。

"当然，我采枇杷的时候，顺便将它的形态都看过了，叶子、树干，连同这枇杷果，都看了个仔仔细细。"小神农笑着说。

"可是你知道它开什么样的花吗？"朱有德问。

"这个……现在花已经谢了呀。"小神农顿时结巴起来。

"当然了呀，枇杷的花期在10～12月，它的花序为圆锥形，花朵簇生，花柄及花梗上都生有锈色茸毛。花朵为白色，香味很浓，花瓣呈长圆形，内里带有茸毛。花谢之后，至明年5～6月才能采到这好吃的果实呢。"朱有德怕小神农对药材只是一知半解，所以，总会时时提醒，"那你总知道枇杷的药性吧？"

"枇杷性平，味甘、酸，具有止咳下气、利肺气、清热解暑、止呕吐等功效，是润肺止咳的佳果。"小神农说道。

"看来你对枇杷还真是了解不少呢！让我看看你还采了什么。"

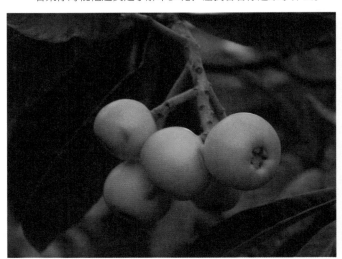

枇杷

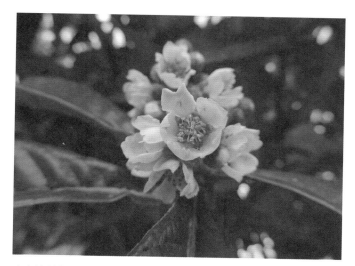

朱有德说完继续望向小神农的背篓中，结果发现了背篓中还有一些枇杷叶子。

"还有一些枇杷叶子，这些枇杷叶子也是有药用价值的。枇杷叶子性平，味苦，具有清热解暑毒、和胃等功效，用枇杷叶子可以治疗干呕不止、呕逆等症。"小神农擦了擦头顶的汗说道。

"既然你说枇杷能够治疗我的咳嗽，那你再来说说要怎么用吧！"朱有德拿着手中的枇杷问道。

"现在吃的话，可以直接将枇杷放在水中，加入少许冰糖煎煮后服用。此外，枇杷核可以晒干后捣碎留用，同样可以治疗咳嗽。"小神农继续说道。

"看你满头大汗的样子，赶快去洗洗，吃过早饭我们再去山上采些枇杷回来。"朱有德听完，满意地笑了。

枇杷

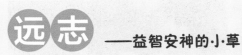

远志——益智安神的小草

　　"小神农，过来看看为师手里拿的是什么！"朱有德手里拿着一株小草说道。

　　小神农立马凑过去看了看，摇摇头表示不知道。

　　"这株草药你不认识很正常，因为它可是生长在海拔400～1000米的山坡上的。"朱有德摇晃着手中的草药说道。

　　"啊？那我们这里可没有呀！师傅您是从哪里弄来的？"小神农十分惊奇，立马来了兴趣。

　　"这是为师让一个朋友从秦岭那边带过来的，为的就是让你多长

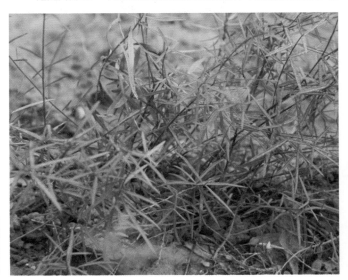

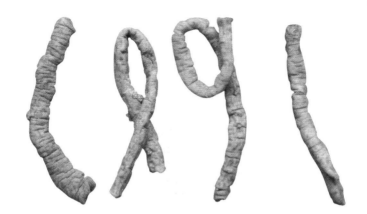

长见识。"朱有德笑着将手中的草药递到小神农手上。

　　小神农这才认真地观察这株草药，他发现这株草药高约30厘米，上面有很多分枝，叶子互生，为狭线形，全缘。而它的根为圆柱形，比较肥厚，基本上没有侧根，呈现淡黄白色。

　　"怎么没有花呢？"小神农左右翻看。

　　"大概采的时候没采到吧。它一般5~7月开花，花梗很细，3个苞片，为线状披针形，花朵淡蓝紫色，花瓣约长0.6厘米，为长圆状。它的中间花瓣大一些，侧瓣则小一点，花谢之后，还会结扁平的蒴果，带有狭翅，是绿色的，壳内有卵形种子，微扁，棕黑色，长0.2厘米左右。"朱有德只好讲给小神农听了。

　　"师傅，这药究竟是什么呀？"小神农忍不住问道。

　　"它叫远志。"朱有德回答道。

　　"那它的入药部分是什么？药性又是什么呢？"小神农急急地问道。

　　"它的入药部分是它的根，远志性温，味苦，具有益智安神、补

远志

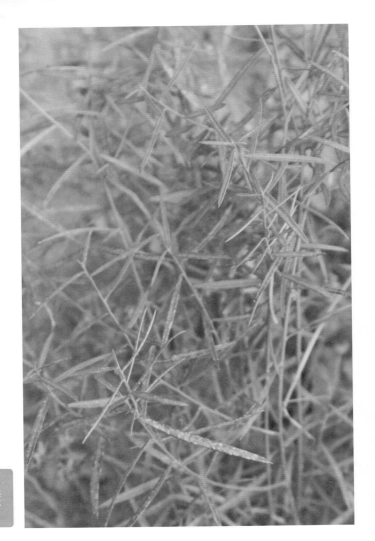

肾壮阳、除邪气、止惊悸等功效。"朱有德说着，小神农立刻用笔将师傅说的全部记下。

"师傅，可是徒儿不明白，为什么远志的用药部分是根，您却托人千里迢迢带来整株草药呢？"小神农不解地问道。

"如果为师直接让人带来药材，那么你见识的就只有一个根了，上面长成什么样子你会知道吗？以后即便遇见了，想必也不知道有什么用。"朱有德说完，用手在小神农的头顶敲了一下。

"嘻嘻！谢谢师傅！"小神农笑嘻嘻地说道。

"等一下我用远志配一副药，你拿去送去给李奶奶。"朱有德拿着远志进了药房。

"李奶奶怎么了？"小神农关切地问道。

"前几天李奶奶找我看病，她这段时间一直失眠多梦，远志可是治疗失眠多梦的良药，回头我配好药你就送去。"朱有德嘱咐道。

"好的！"小神农调皮地做了一个敬礼的姿势，师徒两人说笑声充满了整个房间。

远志

兰草
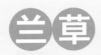

——可辟邪、解毒的兰香之药

"朱神医、朱神医，快救命啊！快救命呀！"随着一阵刺耳的吵闹声，几个人抬着一个小女孩来到了朱有德家。

朱有德见状，立刻让众人将女孩放在床上，自己则坐在一旁给小女孩诊脉。

朱有德一边诊脉一边问道："她是怎么了？"

"我女儿今天带着我外孙女来做客，吃过午饭之后，也不知道怎么了，这孩子就说身体不舒服。"老妇人皱着眉头说道。

"你中午给她吃了什么？"朱有德问道。

"我昨天特意去市场买了新鲜的牛肉，今天中午做了她喜欢吃的

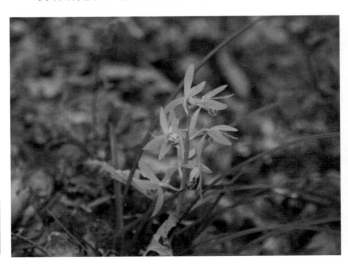

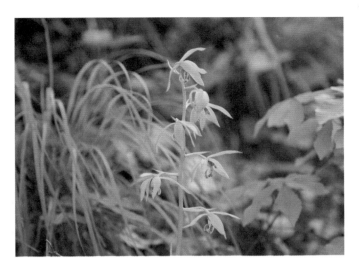

酱牛肉，这孩子吃了很多。"老妇人一边说一边得直跺脚。

"不要着急，她只是食物中毒而已，不用慌张！"朱有德一边安抚老妇人，一边吩咐小神农去把花盆里的兰草拔出来几根。

小神农听完一头雾水，不知道师傅为什么让自己去拔兰草，但是还是按照师傅的吩咐做了。

小神农将兰草拔回来之后，就听到朱有德吩咐："快去用兰草的叶子和根一起煎水给她服下。"

小神农做事情十分麻利，很快就煎好水让小女孩服下。

小女孩服下兰草水之后，身体的不适症状很快就减轻了不少。朱有

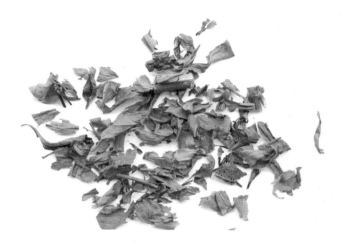

德又让小神农拔了几根兰草，让老妇人带上，回去继续给小女孩煎水喝。

送走了老妇人一行人之后，小神农与师傅回到了屋子里。

小神农立刻给师傅端了一杯茶，之后问道："师傅，今天您是用兰草给人解毒吗？"

"是呀！兰草性平，味辛，具有生津止渴、利水杀虫、辟秽邪等功效。"朱有德说道。

"原来如此啊！没想到平时种在自家花盆里的兰草还有这么大的功用呢！"小神农望着兰草，第一次仔细看这种盆栽。只见它茎、枝带有短柔毛，中部叶分为三全裂，总叶柄长约1厘米，中间裂片较大，为长椭圆形，长5～10厘米，前端尖，基部抱茎生长。叶子两面光滑无毛，边缘有粗齿。

"其实有很多药材就在我们身边，只是大家不认识而已。人人都觉得兰草姿态端秀，却很少有人知道它还能治病救人。"朱有德也不禁感叹道。

　　"师傅，我们家种了好几株兰草，可是我怎么看这些兰草好像不太一样呢？"小神农问道。

　　"哦？哪里不一样了？"朱有德很欣慰，没想到这么细微的差别，小神农居然发现了。

　　"我发现我们家的3盆兰草中，有一盆兰草的花序为复伞状，总苞钟形，如覆瓦排列，它苞片紫红色，顶端稍钝，花朵颜色十分浅淡，于白色中带有微红色。可是有一盆则是有些偏褐色，这两者有什么不同吗？"小神农连忙问道。

　　"其实，兰草的花朵都差不多，只是颜色不同，但是花的颜色能够影响它们自身的价值，兰草中以花朵浅红色为最佳，褐色较次。"朱有德讲道。

　　"今天真是增长了不少知识，真没想到兰草也有这么大的作用！"小神农笑着说道。

兰草

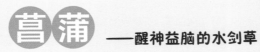

菖蒲

——醒神益脑的水剑草

"师傅，您看前面有条小河，我们过去洗洗手吧！"小神农大喊着。

"好啊！"朱有德答应着，却见小神农早已经跑到河边了。

"师傅，您看这水多清凉啊！好想在里面洗个澡。"小神农一边玩水，一边说道。

"徒儿，你看看那边那株水生植物是什么？"朱有德指着水里的一棵植物说道。

小神农为了能够进一步观察，所以走进了水中，将水里的植物采下。

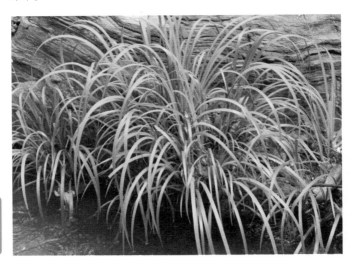

菖蒲

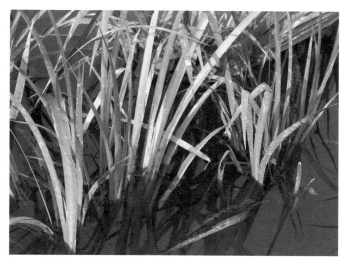

　　小神农发现这株植物的根茎是横走的，稍扁，有分枝，表皮黄褐色，为肉质，长有毛发状须根，香气就是从它这里散发出来的。而它的叶子基生，两侧有膜质，长的像一把宝剑，长90～100厘米，中间宽，两头渐窄，为草质，但有光泽。最有意思的是，于茎中抽出一条直立向上的花梗，顶端花序为肉穗状，如同狭锥形的圆柱体。上面可见多朵小花密集生长，颜色黄绿。

　　"师傅，这应该是菖蒲吧？"小神农试探性地问道。

　　"嗯，答对了。"朱有德点了点头说道。

　　"师傅，我上次在一本医书上看到，菖蒲性温，味辛，具有补五脏、开九窍、醒神益脑、益心智、明耳目、除烦躁等功效。"小神农继续说。

　　"既然你对菖蒲有所了解，那么你再来说说菖蒲的药用部分都是哪里。"朱有德继续问道。

　　"菖蒲的药用部分有根和叶两部分，用菖蒲的根可以治疗耳聋、咳嗽、尿频、癫痫、霍乱转筋等症；用菖蒲的叶子可以治疗疥疮。"小神农一边说一边不断摆弄着手里的菖蒲。

　　"那我们今天就采点菖蒲回去。"朱有德笑着对站在水中的小神农说道。

　　小神农原本就想要在水里多玩一会儿，这下听见师傅说要采菖蒲，自然是自告奋勇要负责采药。

　　师徒两人带着一些菖蒲刚回到家，就见一名男子捂着耳朵来到家中，说自己的耳朵突然就听不见了，想让朱有德给瞧瞧是怎么回事。

　　朱有德询问了一下男子的情况，又给男子把了脉，随后吩咐小神农去将刚刚采回来的菖蒲拿来一些，另外再去拿一颗巴豆过来。

　　小神农按照朱有德的吩咐拿来了菖蒲和巴豆。

　　只见朱有德将菖蒲和巴豆一同捣碎后，搓成7粒药丸，之后用棉

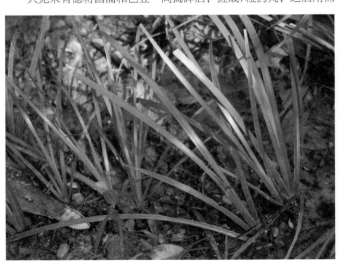

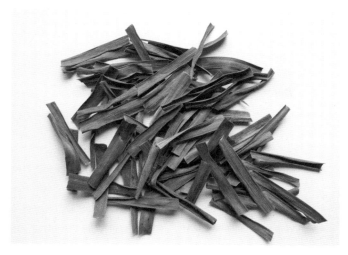

花球裹着一粒药丸塞进男子的耳中，并且吩咐男子每天更换一次药丸，7天后耳聋的问题便会解决。

送走了男子后，小神农对朱有德说道："师傅，您真是厉害！"

"少在这里拍马屁，有时间多看看医书，这些方子医书里都有！"朱有德拍着小神农的肩膀说道。

"遵命！"小神农俏皮地敬了个礼，师傅二人有说有笑地度过了一天。

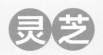

灵芝 ——久食益色的仙草

这一天，朱有德从外面急急忙忙赶回来，刚进门就喊："小神农，快过来瞧瞧师傅带回什么好东西了。"

朱有德很少有这么兴奋的时候，小神农猜测，这次师傅一定是带回来什么名贵的药材了，所以，飞快地从屋子里跑出来。

"师傅，您带回来了什么好东西了？"小神农充满期待地望着朱有德。

朱有德将背包打开，从里面拿出4个直径10~18厘米，厚度1~2厘米的圆形或者半圆形的菌类植物。只见它表面光滑，颜色棕褐，还很硬，而下面却有无数小孔，圆形管口呈白色。

"你来看看这是什么？"朱有德晃着手中的4个菌类植物说。

"哇！师傅，这该不会就是灵芝吧？"小神农十分惊讶地说道。

"对，这就是灵芝，你来看看这东西形状像什么？"朱有德将手

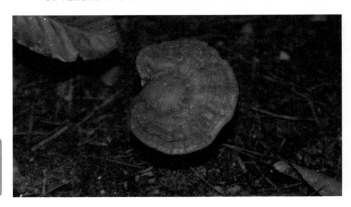

中的灵芝递到小神农的手中。

"灵芝菌盖的形状好像肾脏啊！难怪灵芝具有明目益精的功效。"小神农看着灵芝说道。

"那你再来看看这4个灵芝有何不同？"朱有德指着灵芝说道。

小神农仔细观察了一下，发现原来这4个灵芝的颜色居然有所不同，每一个灵芝一种颜色。

"师傅，它们的颜色都不一样，这是为什么？"小神农好奇地问道。

"其实，灵芝颜色不同，味道也有所不同，而且功效也不一样。"朱有德一边说，一边将小神农手中的黄色灵芝拿了过来。

"你看看这只灵芝，它的颜色为黄色，性平，味甘，主心腹五邪，能够益脾气，经常服用还可以让人轻身不老。"朱有德说完，又接过小神农手中的赤色灵芝。

"这只灵芝的颜色为赤色，它性平，味苦，主胸中郁结，能够益心气，经常服用还可以增长记忆。"紧接着朱有德又将小神农手中的青色灵芝与黑色灵芝一起接过。

"你看这只青色的灵芝，它性平，味酸，主明目，具有补肝气的作用；而这只黑色的灵芝性平，味咸，能够治疗尿闭、益肾气、通九窍，经常吃可以让人耳聪目明。"

"哇！真没有想到，看上去差不多的灵芝，居然有这么大的区别，过去我还一直以为灵芝都是一样的呢！"小神农惊讶地说道。

"在外人看来灵芝是一样的，可是我们行医之人必须要懂得区分。这些你可要好好牢记啊！"朱有德意味深长地说。

"是的，师傅！"小神农用力点了点头。

灵芝

酸枣 ——治疗心·烦不眠的山枣

"师傅，快来尝尝这酸枣！"小神农乐呵呵地从兜里掏出一些酸枣放在朱有德手上。

"你吃过了吗？"朱有德问道。

"还没有呢，我摘到之后就想着要给师傅您先尝一尝呢！"小神农擦了擦额头上的汗说道。

"那你不妨先尝一个。"朱有德将手中的一颗酸枣递给小神农。

小神农二话没说，接过酸枣就放在了嘴里，马上开始嚷嚷："师傅，您说为什么酸枣长得那么像红枣，红枣是甜的，它却是酸的呢？"

"哈哈！因为它是酸枣啊！味道自然就是酸的了。"朱有德看着小神农一脸的囧相就忍不住想笑。

"我的天啊！这也太酸了，我感觉我的牙齿都酸倒了。"小神农一边吐着嘴里的酸水，一边说道。

"你刚刚摘酸枣的时候注意观察酸枣树的样子了吗？"朱有德问道。

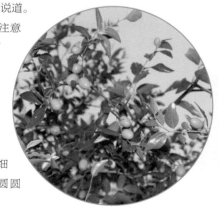

"看了一眼，酸枣树的树枝是褐色的，树不高，也就1米多的样子！但叶子与平时看到的枣叶是一样的，椭圆形，边缘还有细齿，有3脉。我见这枣子圆圆的，颜色是暗红色的，所以，才给师傅您摘了点。不过它实在是太酸了，吃一点点就好了，剩下的都丢掉吧。我摘的时候还被扎到手了，早知道就不摘这么多了。"说罢，小神农就想要将手中的酸枣丢掉。

站在一旁的朱有德立马说道："不要丢，酸枣可是安五脏、治心烦不眠的良药，怎么能随便丢掉呢？"

"啊？酸枣还有这样的功效？"小神农立刻握紧手中的酸枣，疑惑地说道。

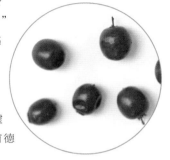

"当然了，酸枣性平，味酸，具有补血养颜、补中益气等功效，可以拿酸枣来治疗心腹寒热、虚汗烦渴、惊悸多梦等症。"朱有德说道。

"师傅，您刚刚说酸枣能够治疗失眠，主要是哪些类型的失眠呢？"小神农继续问道。

"酸枣主要可以治疗由肝气不足导致的虚烦不眠，比如前几天家里来的那位大嫂，她整天心情烦闷，而且动不动就会发脾气，夜晚也辗转反侧睡不着，她这种情况就是肝气不足，就可以选择用酸枣治疗。"朱有德说道。

"难怪师傅那天给那位大婶开的药里有很多黑色的小颗粒，现在想想应该就是这酸枣了。"小神农说道。

"没错，正是酸枣！"朱有德点了点头。

"看来这个酸得让人倒牙的小东西还真是宝贝，我一会儿得多采一点带回去。"小神农说完将手中原本要丢弃的酸枣擦干净，小心地装进背包中。

合欢 ——神经衰弱病人最宜服用的良药

"师傅，您看那路边种的是什么呀？"小神农指着不远处的一株落叶乔木说道。

"那是合欢树。"朱有德说道。

"师傅，我们能过去近距离看看合欢树吗？"小神农对朱有德说道。

"走，我们过去看看。"朱有德说罢就与小神农一起来到了合欢树下。小神农仰头仔细看合欢树，只见树高大概12米，树冠为伞状，叶子是2回偶数羽状复叶，羽片为4～12对。它的小叶圆形，两侧偏斜。

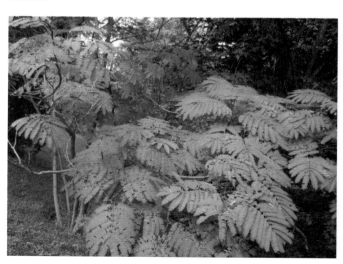

"师傅，这树上淡红色的花长得好奇怪啊！"小神农看完树，又指着合欢花说道。

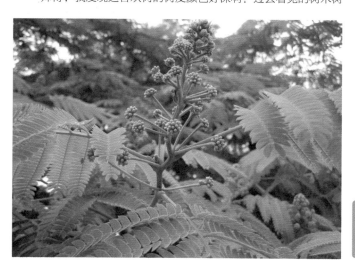

"是呀，合欢花是与其他花朵有些不同。它的花序皱缩成团状，花萼为筒状，萼筒前端分5裂，呈披针形，而且合欢花的花丝细长，颜色黄棕，有一点像动物的羽毛呢。"朱有德笑着说道。

"师傅，我刚才就闻到了一股淡淡的香味，是合欢花散发出来的吗？"小神农问道。

"对，这就是合欢花的香味，不浓郁，很清香。"朱有德说道。

"师傅，我发现这合欢树的树皮颜色好深啊！过去看见的树木树

合欢

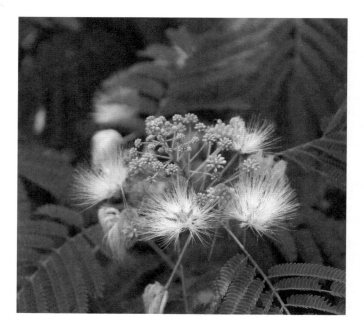

皮多半都是褐色的，可是合欢树的树皮却是灰黑色的，好奇怪啊！"
小神农说道。

"你可不要小瞧了这合欢树的树皮，这东西可是可以入药的
呀！"朱有德摸着合欢树的树皮说道。

"这树皮还可以入药呀？"小神农靠近树皮，用力闻了闻，发现
好像也没有特别之处。

"合欢树的树皮就是中药中所说的合欢，它性平，味甘，具有助
眠安神、活血消肿、调和五脏等功效。经常服用合欢，还能够让身体
强壮，视力越来越好呢！"朱有德拍了拍合欢树的树皮说道。

"原来合欢的作用这么大呢！"小神农说道。

"是呀！合欢不仅可以治疗病人的神经衰弱，还可以治疗肺痈唾浊呢！"朱有德继续说道。

"那师傅您快说说，要怎么用合欢治疗肺痈唾浊？"小神农立刻追问。

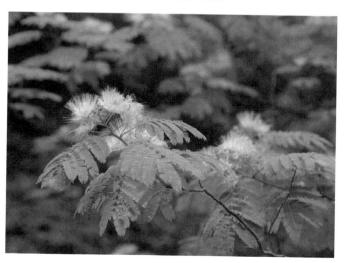

"只需要找一块与成人手掌大小的合欢树皮，用600毫升的清水，煎煮成300毫升，分两次服下后即可除病。"朱有德说道。

"我要赶快记一下，回头我要好好研究研究合欢。没想到这看上去黑乎乎的树皮还有这么大的用处！"说着，小神农便掏出了纸笔，将今天朱有德讲的关于合欢的知识记了下来。

合欢

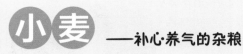

小麦 ——补心·养气的杂粮

朱有德种了一些麦子，秋收的时候，朱有德便带着小神农来到麦地里收割。

"师傅，您看每个麦穗都沉甸甸的，把麦秆都给压弯腰了。"小神农指着麦地里的麦子说道。

"是呀！今年可是大丰收呢！看来我们师徒二人可得加把劲了，趁着今天天气好，我们多割一些。不过，割之前你可记得要仔细观看一下小麦的形态哦。"朱有德说完，便开始闷头割麦子。

小神农很听师傅的话，先对着小麦仔细看了一番。只见它的茎直立生长，中空，叶片宽条形，穗状直立，子实为椭圆形的，腹面有沟。不过，小神农特别留心，找了一棵刚吐穗但未成熟的低矮小麦观

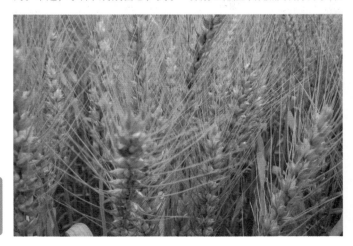

察，这样他就可以看到小麦开的花了。小麦花3～5朵聚生，颖为革质，长圆形状，具有5～9脉，外稃则为船形，这小花谢后便结出颖果，也就是小麦子实了。小神农看完之后，马上挥起镰刀，开始追赶师傅。

时间一晃就到了中午，小神农口渴得厉害。他到地头上倒了一碗水，先端到了朱有德身边，递给朱有德。

"师傅，您也干了大半天的活儿了，先喝口水，歇一会儿再继续干吧！"小神农说。

朱有德接过小神农的水一饮而尽，随后便问道："小神农，今天你已经观察过麦子的形态了。现在趁着休息的时候我再考考你其他知识如何？"

"师傅，您问便是。"小神农信心满满地说。

"我就问你关于小麦的问题，你可知道小麦的性味？"朱有德手拿着一个麦穗说道。

"小麦性寒，味甘。"小神农答道。

"那你知道小麦的药用部分都是哪里吗？"朱有德接着问。

"小麦的药用部分是子实和麦麸。"小神农答。

"那你再说说这小麦的子实还有麦麸都有哪些功效，能够治疗哪些疾病？"朱有德席地而坐。

"小麦子实具有养肝气、利小便、止烦渴咽燥、解外感发热等功效，能够治疗心神不宁、失眠、烦躁不安等症。麦麸具有调中去热的功效，用醋将麦麸炒熟后外敷，还可以治疗汤火疮烂、跌扑损伤瘀血。"小神农坐在朱有德身边回答。

"不错，看来小麦的问题没有难倒你！"师徒二人休息了一会儿，又继续干活了。

小麦

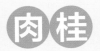——补火助阳的干燥树皮

秋天来了，山上有很多值得采集的药物。这一天朱有德带着小神农上山采药，刚刚走了不远，就发现了要采集的药物——肉桂。

小神农虽然懂得肉桂的药性，却对肉桂的样子一无所知，于是朱有德随手摘下了一些肉桂的树枝递给小神农。

"徒儿，你快来看看这个是什么？"朱有德问。

小神农接过树枝，看见它的树皮是灰褐色的，上面还有一层短短的茸毛，嫩枝的形状偏四棱形。再看它的叶子，互生，长椭圆形，前端急尖，后端宽楔，为全缘，有3脉。而且，它的腋间有圆锥形花

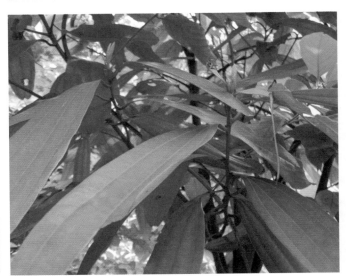

序，花很小，直径约0.5厘米，花瓣椭圆形。小神农仔细观察了一阵之后，又将树枝放在自己的鼻子下闻了闻。他闻见了一股淡淡的香气，觉得这股香气好像很熟悉，小神农在脑子里想了想，突然说道："师傅，这应该是肉桂吧。"

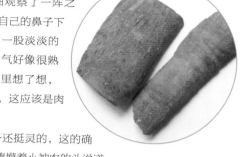

"看来你的鼻子还挺灵的，这的确就是肉桂。"朱有德摸着小神农的头说道。

"真没有想到，肉桂竟然长成这个样子，叶子居然是细长的椭圆形，表面还很光滑，如果不是我闻到它的味道与家里的肉桂一模一样，我还真不敢认呢！"小神农说。

"那你再来说说肉桂的药性吧！"朱有德说。

"肉桂性大热，味辛、甘，具有引火归元、散寒止痛、补火助阳、温通经脉等功效，可以治疗肾虚作喘、眩晕目赤、心腹冷痛、虚阳上浮、阳痿宫冷等症。"小神农娓娓道来。

"说得不错。那我再来问问你，肉桂除了可以内服之外，还可以外敷，你能说说肉桂外敷的药方吗？"朱有德继续问。

"我知道一个，是用来治疗腹寒腹痛的方子，可以用等量的肉桂、吴茱萸、丁香磨成粉，再用水调和做成饼，贴在肚脐的位置，就可以起到治疗的作用了。"小神农说。

"看来你平时真的没少用功看书啊！"朱有德笑着说。

"嘿嘿！这招其实是我看您配药的时候，自己偷偷记下的！"小神农挠了挠脑袋，不好意思地说。

师徒两采了一些肉桂后，继续往山里走去。

肉桂

八角茴香 ——理气止痛的 大茴香

　　这一天，朱有德和小神农两个人整理厨房。

　　朱有德不仅医术好，厨艺也非常棒，懂得很多既可入食又能入药的材料，所以，厨房中就少不了他入的各种各样的调味料。

　　小神农整理调味料的时候，不小心将一瓶装有八角茴香的调味罐打翻了，所有的八角茴香散落了一地。

　　小神农立刻吐了吐舌头，蹲在地上捡起散落的八角茴香来。

　　站在一旁的朱有德笑着说："原本我就想着今天我们俩不山上采药了，我要出个什么题目考考你。现在，题目自己跳出来了。"

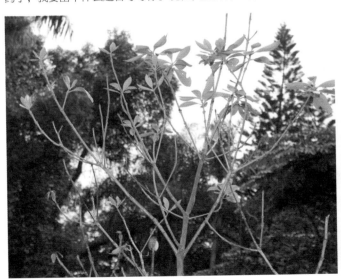

"师傅，您不是想问我关于八角茴香的问题吧？"小神农拿着手中的八角茴香问道。

"就是八角茴香，你来说说吧！"朱有德说。

"八角茴香性温，味辛，具有温阳散寒、理气止痛等功效，可以用于治疗肾虚腰痛、脘腹冷痛、胃寒呕吐、寒疝腹痛等症。"小神农答道。

"八角茴香的药性说得不错，那你知道八角茴香什么季节收获吗？"朱有德又问。

小神农摇了摇头，表示不知道。

朱有德继续说："八角茴香的收获季节是每年的秋季和冬季。这个时候八角茴香的果实颜色会从绿色变成黄色，可以将黄色的采摘下来，放在沸水中烫过之后，再将其晾干，就成了我们现在看见的八角茴香的样子了。"朱有德讲道。

"师傅，八角茴香是长在树上的吗？"小神农又问。

"当然了，八角茴香的树皮颜色是灰色至红褐色，树叶的形状为椭圆形或者椭圆状披针形，树叶是互生或者簇生，树叶上面为深绿色，光滑且无毛，但树叶下面为淡绿色，有稀疏的茸毛。它每年2～10月都会开花，花为两性，单生于叶腋，花蕾是球形的，花被7～12片，覆瓦状排列，内轮是粉色的。花谢之后，会生聚合蓇葖果，它们呈放射状排列成八角形，果实前端尖，成熟之后沿腹缝开裂，里面有1枚种子，是扁卵形的，亮棕色。"朱有德说道。

"原来八角茴香是长在树上的呀！那下次师傅遇见了，一定要指给徒儿看看，以免以后徒儿见到之后却叫不出名字，让人笑话。"小

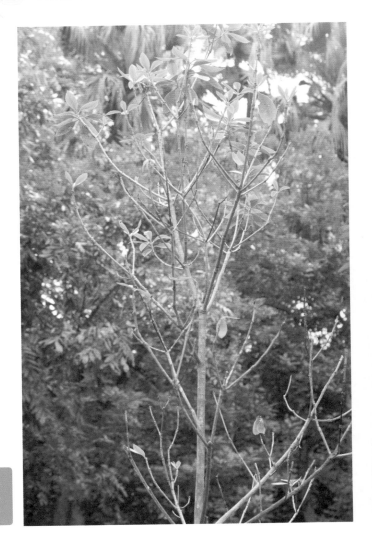

神农说。

"好呀！其实，在我们家的厨房里还有可以与八角茴香搭配在一起治病的中药，看你能不能找到它。"朱有德又出了一个题目。

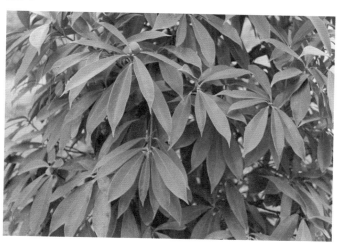

小神农四下看了看，从一个小罐子里拿出一些花椒，说道："按照2:1的比例将八角茴香与花椒搭配在一起，磨成粉末之后，用酒送服5克药粉，就可以治疗小肠气坠。"小神农回答。

"说的非常好。看来我徒弟的学习真是突飞猛进呢！"师徒二人讨论了一番关于厨房里暗藏的药方后，又继续埋头整理起厨房来了。

八角茴香

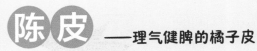

陈皮

——理气健脾的橘子皮

这一天，朱有德带着小神农到镇上的集市买东西，小神农看见路边的小贩正在卖橘子，就拉着朱有德的衣角说道："师傅，我们能买点橘子回去吃吗？"

"你想吃，我们就买呀！"说完，朱有德在小贩的水果筐里挑了好多又大又圆的橘子。

师徒二人又买了不少吃的，一路说说笑笑地回到了家。

朱有德刚刚坐下，小神农就给他倒上了一杯茶，还给他剥了一个橘子。就在小神农转身想要将橘子皮丢掉的时候，却被朱有德阻止了。

"徒儿，橘子皮可千万不要丢掉了，那可是理气的药材。"朱有德急忙说道。

"哎呀！师傅您不说，我都忘记了，橘子皮不就是陈皮嘛！"小

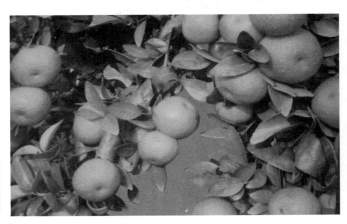

神农拍了拍脑袋说。

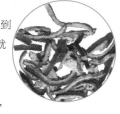

"对呀！我们可以将橘子皮剥下来，放到外边晒干，晒干之后的橘子皮就是陈皮，就可以入药了。"朱有德说。

"师傅，我知道陈皮的作用，陈皮性温，味苦、甘，具有理气健脾、燥湿化痰等功效，可以用于治疗咳嗽痰多和食少吐泻等症。"小神农说。

"我们生活当中有很多看似不起眼的东西，都是可以入药的。就像这陈皮，绝大多数的人将橘子吃掉，就会随手将橘子皮丢掉，这多可惜呀！那你再说说，陈皮还有别的用处没有？"朱有德说。

"师傅，我还知道陈皮可以治疗感冒。"小神农说。

"那你说来听听。"朱有德说。

"用陈皮、生姜还有葱头放在一起煎水，煎好水之后再放入白糖调味，每天早晨空腹饮用，就可以有效治疗风寒感冒。"小神农说。

"你说得没错，用这个小药方治疗风寒感冒非常有效。"朱有德笑着说。

"等一下我们将橘子吃完了，我就把橘子皮全部收集起来，拿到外边去晒干。"小神农一边说，一边往嘴里放了一大瓣橘子。

"可是，你知道橘子树长什么样吗？"朱有德突然话锋一转，考起小神农来。

"我知道，师傅说过，它与橙为同科，也是常绿小乔木，只不过树不会太高，小枝比较细，而且会有短刺。它的叶子是椭圆形的，前端有缺陷，基部楔形，有钝齿，为革质。它5月开花，花朵是白色的，香味极浓。"小神农含糊不清地回答。

"说得不错，看来师傅给你买橘子吃是应该的。"朱有德满意地笑了。

陈皮

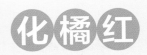

化橘红 ——理气宽中的柚皮

　　夏季的正午时分天气十分炎热，朱有德师徒俩在深山中采药十分辛苦，尤其是上了年纪的朱有德，显得有些吃力。

　　小神农一直留意着周围的花草树木，结果一抬头居然看见了树上有一颗绿色的果实，他兴奋地大喊："师傅，您快看那个果子，是不是能吃的？"

　　朱有德看了看说："那个果子还没有成熟，所以是不好吃的。"

　　小神农一听见师傅说果子不好吃，就显得有些失望。

　　朱有德立刻说道："虽然这果子不好吃，却可以入药。"

　　一听果子可以入药，小神农又立马来了精神，连忙问道："师

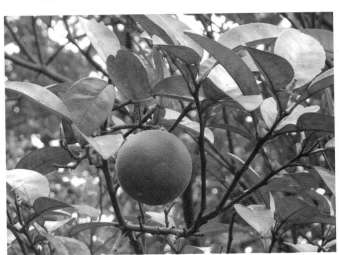

化橘红

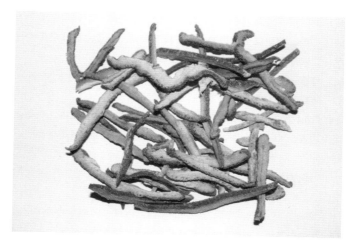

傅，这果子究竟是什么呀？"

"这果子做出来的药材就叫做化橘红。"朱有德说。

小神农身手矫健，很快就将树枝上的果子摘了下来，但是不小心把身上弄出了些小伤口。

"你应该小心点，这树上的嫩枝上长着细细的茸毛，可是树枝上却长着刺呢！"朱有德心疼地说道。

"没关系，一点小伤而已。师傅，这果子好圆啊，而且上面还有细密的茸毛。"小神农说着，仔细看了这棵树几眼。他发现，这树也是常绿小乔木，高3～3.5米，枝条粗壮，幼枝多柔毛，带有微小针刺。叶子互生，长椭圆形，前端浑圆，后端圆钝，边缘有浅波。

"虽然现在果子表面长着细密的茸毛，可是等到它们成熟了，茸毛就会变得非常少了。"朱有德说。

"师傅，这果子这么青涩，能入药吗？"小神农问。

"当然可以了，想要做成化橘红，必须要趁着夏天果子还没有成熟的时候就采摘下来，回去之后放在沸水中烫一下，再将果子切成5~7瓣，将果瓤全部去除干净，留下的果皮晒干之后就是化橘红了。"朱有德讲道。

"原来化橘红是这样做的呀！"小神农反复打量着手中的果子。

"你知道化橘红的药性吗？"朱有德问。

"这个我知道，化橘红性温，味辛、苦，具有利气宽中、燥湿化痰等功效，可以用于治疗食积伤酒、呕恶痞闷、咳嗽痰多等症。"小神农回答。

"那你能具体说说化橘红究竟能治疗什么病症吗？"朱有德又问。

"我记的上次我得了风寒，不断咳嗽的时候，师傅就给我用化橘红、生姜以及蜂蜜煎成糖浆，我喝过之后不久咳嗽就痊愈了。"小神农回答。

"你说得非常不错。化橘红就要趁着夏天没有成熟的时候采摘，

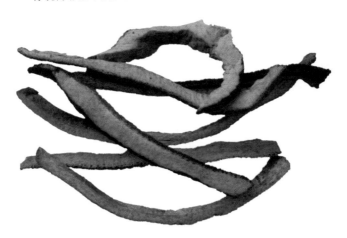

所以等一下还需要你多采一些了。"朱有德说。

"遵命！"小神农爽快地答应着，"师傅，我到现在还不知道这果子叫什么呢，难道它就叫橘红吗？"

"哈哈，当然不是。它是柚子树，这果子就是柚子。只有没成熟的柚子才能制成化橘红。"朱有德笑起来。

"那柚子开什么样的花？成熟之后是什么样呢？"小神农追问。

"柚子3月开花，花朵如橘树的花一样，白色，单生于叶腋，花萼4裂，花瓣矩圆形，香味极浓，等到花谢之后，就会结出这样的果实，但要到秋天才会成熟。成熟后的柚子是柠檬黄色的，直径可长10多厘米。它果顶圆钝，稍有下陷，而果蒂部分则有棱突起，皮很厚，约有2厘米，里面可见8～12瓣瓤囊，果肉酸甜，但含有扁圆形的种子。"

"哇，一定很好吃。"小神农听着，都要流口水了。

"等到柚子成熟时，我再带你来摘，让你一次吃个够。"朱有德看着小神农贪吃的样子，笑了起来。

化橘红

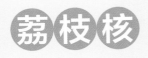

荔枝核 ——行气散结的果核

"师傅，您快来吃荔枝，这荔枝的味道好甜啊！"小神农坐在院子捧着一篮荔枝大喊道。

"你喜欢吃就先吃着，为师稍后就来。"朱有德在屋子里回答。

今天上午，有村民为了表达对朱有德的谢意，特意送来了一些荔枝。小神农平日里就喜欢吃水果，对于荔枝他更是喜欢得不得了。可一想到师傅和师娘还没有吃，就放下手中的荔枝，不再继续吃下去了。

朱有德出来，见到小神农规规矩矩地坐在凳子上等着自己，心里就觉得高兴。

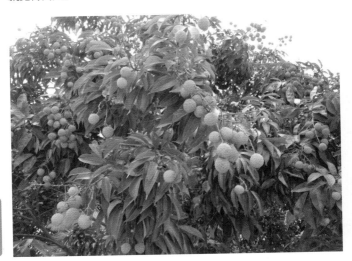

荔枝核

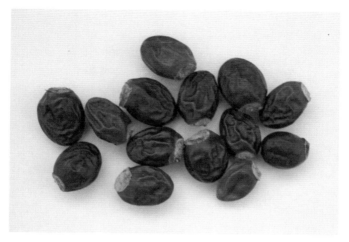

　　"怎么不吃了？"朱有德明知故问。

　　"我想等着师傅和师娘过来一起吃，这可是村民为了答谢您送来的礼物。"小神农一本正经地说。

　　"行啦！你就吃吧！师傅刚好可以问你个问题。"朱有德笑着，坐在了小神农的身边。

　　"师傅，您尽管问吧！最近徒儿可是没少看书。"小神农自信地说。

　　"既然你这么喜欢吃荔枝，那么我就问问你关于荔枝的问题，你知道荔枝有什么药用价值吗？它的入药部分是什么？"朱有德问。

　　朱有德的问题可把小神农难住了，他万万没有想到荔枝还有药用价值，只好吐了吐舌头，表示自己并不知道。

　　"既然你不知道，就由为师来告诉你，荔枝可以入药的部分就是你现在吐在地上的荔枝核。将荔枝核洗净之后晾干，就是一种不错的理气药。"朱有德笑着说。

荔枝核

"天啊！真没有想到荔枝核还有这么大的作用。"小神农一边感叹，一边蹲下身子开始捡掉落在地上的荔枝核。

"那当然了，很多药物都是这样看似不起眼的'废物'炮制出来的。荔枝核性温，味甘、微苦，具有祛寒止痛、行气散结等功效，通常被运用于治疗睾丸肿痛、寒疝腹痛等症。"朱有德笑着讲道，"你不知道荔枝核可以入药，那你知道荔枝长什么样吗？"

小神农继续摇头，他真没看到过荔枝长在什么树上。朱有德接着说："荔枝是南方的特有植物，树冠广阔，枝多弯曲，有时可达20米高。树皮是灰黑色的，叶子薄革质，披针形、全缘，叶面深绿，叶背粉绿。它的花序顶生，很大，可分多枝，但花不大，几乎没有花瓣，只有绿白色或者淡黄色的花丝，开放时间很短，从生出花序到花谢，往往只有10多天的时间。花谢后就会长出圆形的果实，就是你

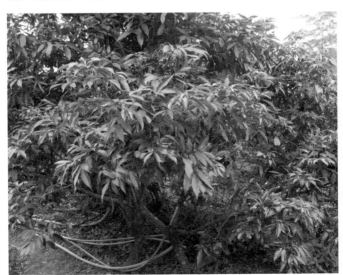

荔
枝
核

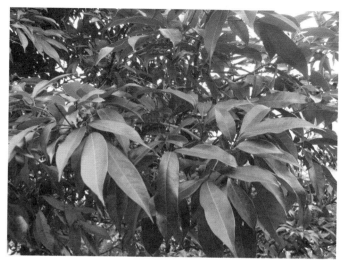

吃的这荔枝了。"

"看来以后我真应该多看一点书，不知道荔枝长什么样也就算了，竟连有这样大作用的荔枝核也不知道，太不应该了。我要把荔枝核都收集起来，回头做成药材救助别人。"小神农说着，将地上所有的荔枝核都捡了起来。

"那好，做这种药材的任务就交给你了。还有这里的荔枝，你可要负责多吃些才行。"朱有德满脸笑意。

荔枝核

佛手 ——疏肝理气的果子

　　这一天，小神农跟随师傅朱有德出诊，来到一个农户的家里。朱有德为农户年迈的老母亲诊过病之后，对方说什么都要留朱有德师徒在家吃饭。

　　盛情难却，朱有德和小神农只得留在农户家中吃饭。小神农趁着对方做饭之际，一个人在农户家的庭院当中闲逛。

　　小神农在农户家的院子里见到了一株很奇怪的植物。这株植物树表面灰绿，幼枝带紫红色，还有硬刺。它的叶子为椭圆形，叶片比较厚，叶片表面十分光滑，叶片的边缘长有细小的锯齿。树枝顶端还有单生的花朵，花萼为杯状，前端5个浅裂，为三角形，5个花瓣，里

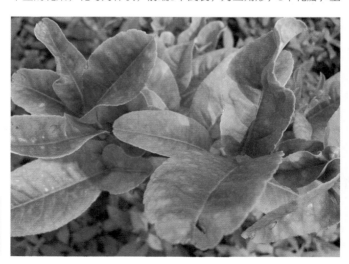

佛手

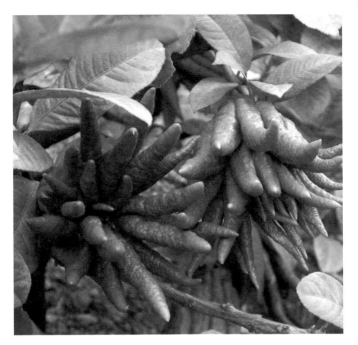

面是白色的，外面是紫色的。

　　其实，这株植物长相还算正常，奇怪的是有些枝上已经长出了果实，那样子实在奇特。从基部看，柑果略呈卵形，可前端却分裂如拳状，有的还如张开的指尖，表面粗糙，颜色淡黄。小神农觉得好奇怪，他可从来没见过长相这么怪异的植物。

　　他立刻拉着师傅来看，朱有德看完之后笑着说："原来你说的奇怪植物就是这个呀？"

　　"师傅不觉得它的样子很奇怪吗？"小神农指着植物的果实问道。

"那你觉得你看到的果实像什么？"朱有德反问。

"我觉得这果子的样子很像是八爪鱼的触手。"小神农摸着下巴说。

"你说得没有错，它的样子真的与手十分相似，所以它的名字就叫做佛手。"朱有德摸着小神农的脑袋说。

"天呀！佛手原来长成这个样子啊！真的是好奇怪啊！"小神农忍不住蹲下来仔细观察眼前的佛手。

"现在还是夏天，佛手还没有成熟。佛手入药的季节是每年秋季，在尚未变黄或者已经变黄的时候将佛手纵向切成薄片，再低温晾干就可以入药了。"朱有德说道。

"师傅，那佛手都有哪些妙用呢？"小神农忍不住问。

"佛手性温，味酸、苦、辛，具有和胃止痛、燥湿化痰、疏肝理气等功效。可以用于治疗胸胁胀痛、胃脘痞满、肝胃气滞、咳嗽痰

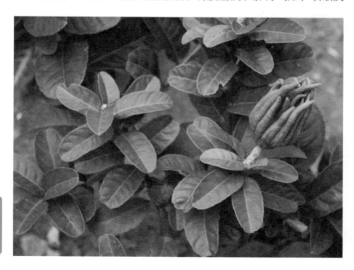

佛手

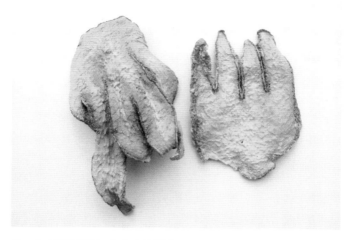

多、食少呕吐等症。"朱有德说道。

"哇，看来佛手还真是有很大的作用呀！"小神农看着佛手说道。

这时，农户的妻子也让朱有德瞧病，原来农户的妻子一直患有白带过多的毛病。朱有德告诉农户的妻子，其实治疗她这个病症的药物就在她自己的家中。只需要将佛手与猪小肠一起炖煮，吃猪小肠喝汤，就可以有效治疗白带过多的毛病。

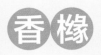

香橼 ——宽中理气的干燥果实

　　每年的秋季都是朱有德师徒二人最为忙碌的季节，因为秋天的山上有很多可以采摘的药物，而且有些药物必须要趁着秋季果实新鲜的时候采下入药才行。

　　这一天，朱有德带着小神农上山采药，两个人来到一片沙壤土质的地方，这里环境相对比较潮湿一些。朱有德告诉小神农，他们今天要找的药材香橼就很可能生长在这样的环境当中，让小神农多多留意周围的植物。

　　小神农一边走，一边观察周围的植物，不久之后他便发现了目标。小神农很肯定那就是自己想要找的香橼，于是，他大声喊来朱

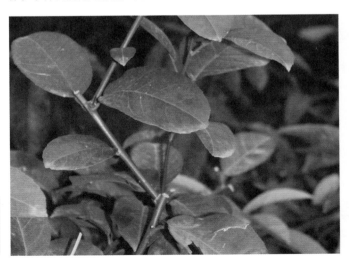

香橼

有德。

"师傅，您看这个是不是咱们要找的香橼啊？"小神农指着地上一株长着长椭圆形叶子的植物，植物为单叶互生，叶子的边缘有锯齿。植物的果实呈卵圆形，颜色为柠檬黄色，果皮比较粗厚。朱有德见到之后连连点头，表示小神农真的找到了香橼。

小神农见到师傅点头确认后，却噘起嘴来，说："可惜了，我都没看到它的花开成什么样子。"

"它4～5月开花，花朵单生，偶尔也有簇生，花是白色的，雄蕊很多。你还是多观察它现在的特征吧，不必为看不到的花朵而惋惜。"朱有德说。

小神农答应一声，便迫不及待地伸手去采摘香橼，结果自己刚伸出手去，就被枝上短小坚硬的小刺给扎伤了。

"哎呦！好疼啊！"小神农捂着自己的手喊道。

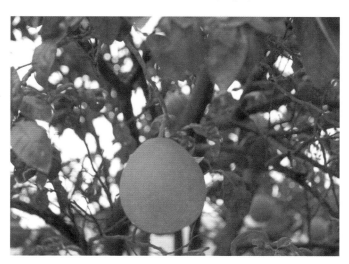

　　"看你毛毛躁躁的样子，刚说要仔细观察的，就是不肯听。香橼的枝上是有小刺的，这刺可是很坚硬的，你怎么一点都不注意呢？"朱有德又生气又心疼地说。

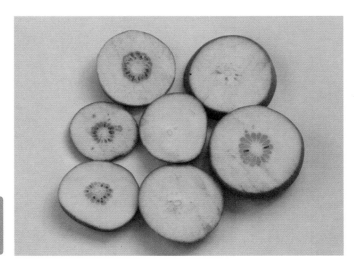

　　"师傅，我错了，我是看到它有刺的，刚刚太兴奋忘记了！"小神农挠了挠头说。

　　朱有德小心翼翼地将香橼果实摘了下来，并且对小神农说道："香橼想要入药，必须要趁秋季果实成熟的时候采摘，并且趁着果子新鲜就将其切片，稍后晾干之后就可以入药了。"

　　"师傅，师傅，我知道香橼的功效，香橼性温，味苦、酸、辛，具有宽中、化痰、疏肝理气等功效，可以用于治疗呕吐噫气、脘腹痞

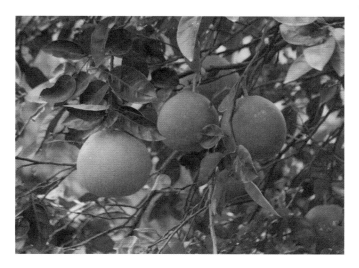

满、肝胃气滞、胸胁胀痛、咳嗽痰多等症。"小神农迫不及待地卖弄起昨天看到的关于香橼的知识。

"说得不错。那我再问问你，要怎么用香橼治疗喘咳痰多呢？"朱有德笑着问。

"这个……这个我昨天晚上还没来得及看呢。"小神农惭愧地说。

"治疗喘咳痰多必须要使用新鲜的香橼，将新鲜的香橼切碎之后放入与香橼等量的麦芽糖，用水蒸煮数个小时之后，每天早、晚各1次，每次一汤匙，就可以治疗喘咳痰多了。"朱有德说。

"看来我还是知道得太少了，以后我还要更加努力地读书才行。"小神农说着，又摘下一个新鲜的香橼。

香橼

玫瑰花

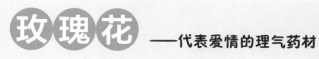

——代表爱情的理气药材

"师傅，今天您为什么要带我来花圃呢？"小神农不解地问道。

"当然是来采药啦！"朱有德一边笑着，一边走向了一团火红的玫瑰。

"师傅，您该不是要采玫瑰做药材吧？"小神农瞪大眼睛看着朱有德。

"玫瑰花可是非常好的药材。它在每年的春末夏初的时候开放，我们必须要趁着玫瑰开花的时候多收集一些玫瑰花，回去之后将它们低温晾干后留用。"说完，朱有德便开始动手采摘玫瑰花。

小神农见师傅已经动手摘花了，自己也立刻动手去采摘，结果刚

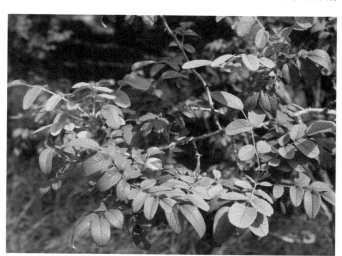

玫瑰花

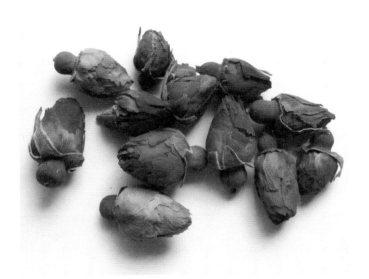

刚伸出手，就被玫瑰枝上的刺狠狠地扎了一下。

"天啊！这玫瑰花的刺扎人好疼啊！"小神农大叫着喊道。

"那当然了，玫瑰花的刺可多了，你可千万要小心。玫瑰花除了枝上有刺，就连茎上也有很细小的刺毛，这些刺毛也是会伤到手指的，你应该多观察一下它的特征才对。"朱有德在一旁嘱咐道。

"嗯，我在看呢。玫瑰花的茎粗壮，丛生，小枝上有茸毛，还有针刺和腺毛。它的叶子是椭圆形的，边缘也有尖锐的锯齿，叶面深绿，无毛，叶下灰绿，中脉突起。它的花朵多为单生，也有簇生，苞片卵形，边缘可见腺毛，萼片披针形，上有柔毛。花瓣倒卵形，多重瓣生长，颜色紫红。而且，我还知道，它的花谢了之后，会结扁球形的果实，如同砖红色，很平滑，前端还有宿存萼片。"

　　小神农一边念叨着，一边采摘花朵。很快，两人就采了不少的玫瑰。朱有德见背篓里已经装得满满当当了，心满意足地带着小神农回家去了。

　　回到家之后，朱有德将采来的玫瑰花放在了阴凉干燥的地方晾晒，小神农则在一旁帮忙。

　　"师傅，您刚刚说玫瑰花可以入药，那您能给我讲讲玫瑰花有什么药用价值吗？"小神农仰着头问。

　　"玫瑰花性温，味甘、微苦，它具有和血、止痛、行气解郁等功效，可以用于治疗食少呕恶、月经不调、肝胃气痛、跌扑伤痛等症。其实，不仅玫瑰花可以入药，就连玫瑰花的根也具有很不错的药用价值。"朱有德讲道。

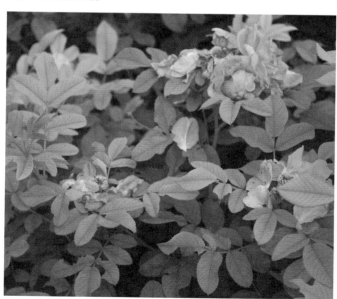

玫瑰花

　　"玫瑰花的根也可以入药？那它能治疗什么病症呢？"小神农继续问。

　　"就拿女性月经不调来说，完全可以用玫瑰花来调节。用玫瑰花根6～9克，用水煎煮之后，放入少量白酒和红糖，每天早、晚各吃1次，月经不调的问题就能够轻易被解决了。此外，平时女性还可以多用玫瑰花来泡水喝，同样也可以起到调节身体的作用。但是，使用玫瑰花的时候必须要注意，对花粉过敏的人千万不要使用，以免引起过敏反应。"朱有德说。

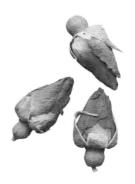

玫瑰花

大腹皮

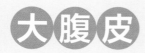

——行气宽中的槟榔壳

朱有德此前一直带着小神农在家附近采药，日子久了，朱有德觉得应该带着小神农多到外边开阔一下视野，好让他有机会见识更多的草药。

于是，朱有德带着小神农来到海南一带，这里可生长着不少的草药。小神农刚到海南，看什么都觉得新奇。

"师傅，您快看呀！那边的树好高呀！而且树干都那么笔直，完全不长分枝，这究竟是什么树呀？"小神农上下打量着眼前这一片高大的树木。

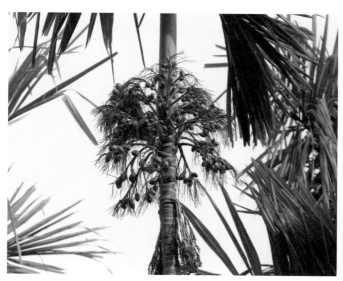

大腹皮

"这些树喜欢生长在非低温地区以及潮湿且土质比较松软肥沃的地方，它们就是赫赫有名的槟榔树。"朱有德笑着说。

"哇！原来槟榔树长成这样呀？真是好高好大啊！"小神农望着高大的槟榔树感叹。不过，他并没有忘记仔细观察槟榔树的特征。树茎直立，粗壮，有明显的环状叶痕。叶子则簇生于茎顶，多数为羽片，两面无毛，呈长披针形，顶端的叶子有齿裂。

"既然你知道它是槟榔树，那你可知道槟榔树能够给人们提供什么样的药材呢？"朱有德借机提出问题。

"师傅，您不要看我不认识槟榔树，我对槟榔树能够给我们提供的药材可是一清二楚的。槟榔树可以为我们提供的药材叫做槟榔皮，也就是俗称的大腹皮。"小神农说。

"那你就来说说大腹皮的药性吧！"朱有德说。

"大腹皮性微温，味辛，具有行水消肿、行气宽中等功效，一般都用来治疗大便不爽、湿阻气滞、脘腹胀闷、脚气浮肿、小便不利、水肿胀满等症。"小神农回答。

"既然你对大腹皮的药性这么了解，那你知道我们平时使用的大腹皮一般都是什么时候采摘下来的吗？"朱有德又问。

"这个……这个我还真不知道。"小神农不好意思地说。

"你呀你！只会死记硬背书本上的知识可不行。必须在每年的冬季至次年的初春采摘尚未成熟的果实，回去之后将果实煮熟之后晾干，将中间的果肉去除，只保留果皮，才是我们需要的大腹皮。"朱

大腹皮

有德说。

"师傅说得对，我平时就是太局限于书本上的知识了，看来我以后真得多出来看看，这样才能够更全面地了解中药知识。"小神农高兴地说，"那师傅能不能给我讲讲它的花开成什么样子？"

朱有德不由得笑起来，确实，现在是结果的时节，小神农是看不到槟榔树开什么样的花了。于是，他说道："槟榔树每年3～4月开花，花序多分枝，花轴为压扁状，分枝曲折，它的花朵雌雄同株，雌花单生于分枝下端，雄花无梗。它的萼片卵形，花瓣长圆，一般雄花小，直径0.4～0.6厘米，而雌花的直径则大约1.5厘米。花朵谢了，就会长出这样的卵球形果实。现在它是绿色的，但成熟后，可以变成橙黄色。果皮比较厚，纤维质，里面会有一颗卵形的种子。"

"师傅，我爬到树上去采几颗尝尝味道。"小神农说着，撸胳膊挽袖子，便朝树上爬去。

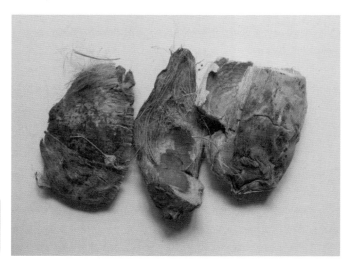

大腹皮

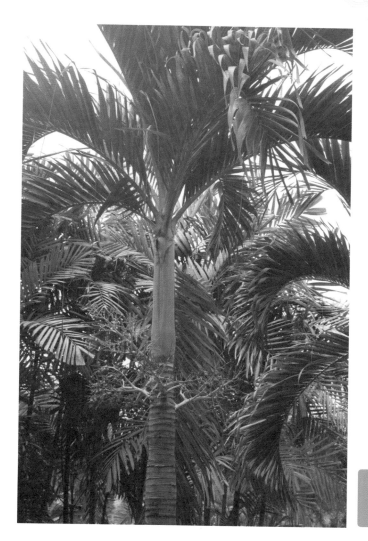

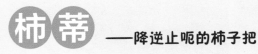

柿蒂
——降逆止呃的柿子把

朱有德师徒二人从南到北不断游历，一路上朱有德带着小神农也见识了不少药材，这让小神农收获颇丰。

这一天，小神农与师傅一起来到一个小镇的集市上，准备采买一些食物。小神农看见了一个卖柿子的大叔，卖的柿子又大又红，看上去就知道非常甜，小神农光是看看都要流口水了。

"师傅，我们买一点柿子怎么样？"小神农问朱有德。

"好呀！我看这柿子真是不错，我们不妨多买一点。"朱有德爽快地答应了小神农的请求，并且买了好多柿子回去。

回到住所之后，小神农便一口气吃了两个大柿子，吃得心满意足。看着小神农满足的样子，朱有德问道："你只知道柿子好吃，可你知道柿子树的特征吗？"

"这个我知道，我看到过。它是一种落叶乔木，树枝分展生长，

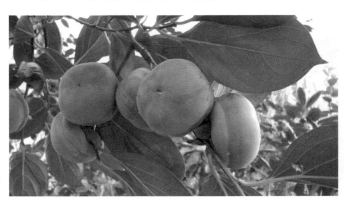

表皮绿色，嫩枝有棱以及柔毛。冬芽0.2～0.3厘米，前端比较钝。它的叶片纸质，卵状椭圆形，新叶有柔毛，老叶光滑。花是雌雄异株，每年5～6月开放，雄花小，花萼为钟状，前端分4个深裂，花冠钟状，颜色黄白。雌花单生腋间，花萼为绿色，同样前端分4裂，花冠近四棱形。花谢之后，就结出这扁球状的柿子来了。柿子初生是绿色的，只有成熟了才变成橙黄色。"

小神农说着，就要将放在桌子上的柿蒂丢掉，却被朱有德给阻止了。朱有德将柿蒂洗净之后，摆在了住所的窗前晾晒。

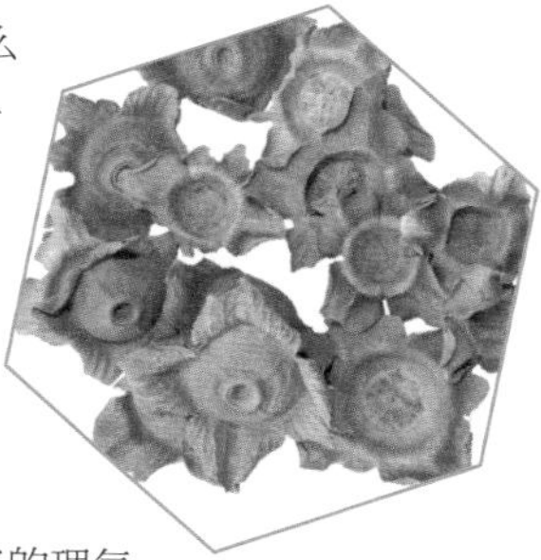

小神农不明白朱有德为什么要这么做，于是问道："师傅，您这是要做什么呀？"

"当然是做药材了。"朱有德一边将柿蒂整齐地摆放起来，一边回答。

"师傅，您用柿蒂准备做什么药材呢？"小神农问。

"你可不要小看这柿蒂，它可是有名的理气药材呢！柿蒂性平，味涩、苦，具有降逆止呃等功效，可以用于治疗呃逆等症。"朱有德说。

"原来如此！我之前吃柿子的时候，总是会将柿蒂当成垃圾一样丢掉，没想到我居然丢掉了那么多理气药材，真的好可惜。"小神农�’着嘴说。

"没关系，现在知道柿蒂的妙用也不晚。今后再吃柿子的时候，记得将柿蒂留下来，洗干净之后晾干做药材。"朱有德笑着说。

经过这件事情之后，小神农也懂得了很多。其实自己身边有很多可以用于入药的药材，只是自己了解得还太少，看来以后更要好好跟在师傅身边认真学习了。

柿蒂

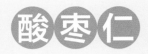

酸枣仁
——具有安神功效的枣仁

秋高气爽，小神农和师傅朱有德一起来到了北方，准备认识一些新的药材。

这一天，小神农和师傅上山寻找药材，结果一路上小神农都没有什么发现，不禁有点小失望。

突然，他发现了山上有很多酸枣树。这些酸枣树的体型都比较小，尤其是上面结的酸枣就更小了，一个个看上去十分可爱。

小神农小心翼翼地摘下了几枚酸枣，迫不及待地将其中一颗丢进嘴里，结果刚咬了一口就立刻吐了出来。

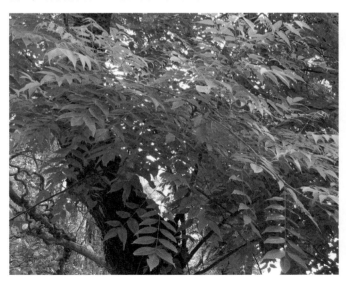

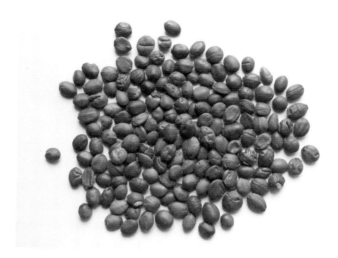

"天啊！好酸啊！这酸枣真是太酸了！"小神农几乎被酸出了眼泪。

站在一旁的朱有德被小神农逗笑了，"酸枣怎么能不酸呢，你之前还吃过呢，你忘了？"

"哎呀，我想起来了，我以前真的吃过。"小神农拍着脑门说。

"看来你把它的特征都忘光了。"朱有德故意说道。

"没有。"小神农立刻说起酸枣的特征来："酸枣是落叶灌木，高1~4米，小枝多呈'之'字形，表皮紫褐色，枝上有刺，叶子互生，为椭圆形，边缘有细齿，3脉。它6~7月开花，花2~3朵簇生，花萼黄绿色，前端分浅裂，几乎没有花瓣。花谢后结矩圆形果实，成熟后变成红褐色，也就是这酸枣了，枣内有核，两头钝尖。"

"说得倒是没错，可就是不注意观察。而且，别看酸枣的味道不怎么样，它的药用价值可不小。"

"可是这味道也太酸了！"小神农撸
着嘴说。

"那就不要吃酸枣，改用酸枣仁
入药好了。这可是一味滋养心肝、
安神、敛汗的好药。酸枣仁性平，味
甘、酸，将果肉全部去掉，将果核碾
碎之后取出里面的果仁，晾干后入药即
可。"朱有德说完将刚刚小神农吐在地上的
酸枣捡了起来，并动手去摘树上的酸枣。

"师傅，酸枣仁可以治疗哪些病症呢？"小神农一边说一边也帮
忙摘枣子。

"酸枣仁具有补中益肝、坚筋骨、助阴气、平肝理气、润肺养
阴、敛气止汗的作用。在李时珍所著的《本草纲目》当中就有对酸枣
仁的记载，里面说酸枣仁可以用于治疗虚烦不眠、烦渴、虚汗、惊悸

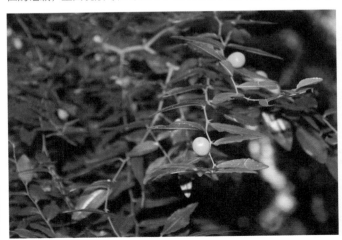

酸枣仁

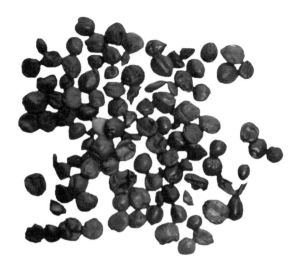

怔忡等症。"朱有德讲道。

"师傅，那酸枣仁入药是不是很麻烦呢？"小神农接着问。

"一点都不麻烦。如果是经常失眠的话，可以将酸枣仁磨成粉末煮粥喝，这样就可以起到很不错的催眠作用。每天晚饭时吃一点，这样晚上就可以睡一个好觉了。"朱有德说。

"看来这个不怎么好吃的酸枣，作用真不小，我们要多采一点才行。"说完小神农便来了干劲，一口气采了好多酸枣。

酸枣仁

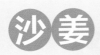

沙姜
——藏在地下的行气温中良药

　　冬季的北方比较萧条，能够采集的草药十分有限，小神农便跟着师傅一路南下，一路上又学习到了不少的新知识。

　　这一天，小神农独自一人在山中采药。这次他可是带着任务来的，临出门之前朱有德叮嘱小神农：一定要采些沙姜回来才行。

　　小神农来到山里，翻翻这里，找找那里，一点都没有找到沙姜的影子。就在小神农感觉十分气馁的时候，突然看见了一株叶子十分宽大的植物。这株植物的叶子很有特点，几乎没有叶柄，平卧在地面上，质地十分薄，形状呈现圆形或者宽卵形。

　　他还看见这株植物上有一朵白色的小花，这朵花呈现穗状，花管筒细长。小神农觉得这个应该就是师傅所说的沙姜了，真是踏破铁鞋无觅处，得来全不费工夫。

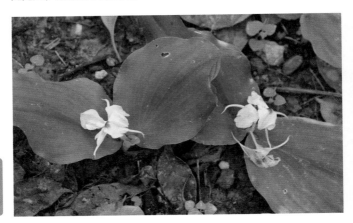

沙姜

　　小神农立刻拿出工具开始挖沙姜，结果发现它有很多根须，而且根十分粗壮。小神农费了九牛二虎之力，才成功将沙姜挖出来了。于是，小神农兴高采烈地带着沙姜回了家。

　　"师傅，您看这是不是您要的沙姜？"小神农举着手中的沙姜问道。

　　"果然不负师傅所托，这就是师傅想要的沙姜了。看来你费了很大力气才把它挖出来呀！"朱有德看见小神农的手上全是泥，有一根指甲还折断了。

　　"嘿嘿！这家伙真是太大了，我挖的时候确实很费力。不过师傅需要，徒儿自当竭尽全力办到啊！只不过我不知道这沙姜究竟有什么作用。"小神农笑嘻嘻地说。

　　"沙姜可是非常好的温理的药物。回头我将它洗净之后，把多余的须根全部去除干净，切成片之后晾干，就可以入药了。"朱有德一边说，一边将沙姜放在清水里洗净。

　　"师傅，那您说说沙姜的药性吧！"小神农已经将手洗干净，并且拿好纸笔准备记录。

　　"沙姜性温，味辛，具有行气温中、止痛、消食等功效，可以用于治疗脘腹冷痛、饮食不消、胸膈胀满等症。"朱有德说。

　　"师傅，那您能不能说说沙姜能治疗哪些疼痛呢？"小神农一边说一边记录。

　　"沙姜具有治疗牙痛的功效。只要牙痛发作，用面粉裹着沙姜煨熟，加入1.5克的麝香，两药一起研成粉末后，涂抹在牙痛的位置，再用温水漱口，牙痛很快就会停止。"朱有德说。

　　"我最怕牙痛了，这个方子我一定要好好记下来。"小神农认真地做着记录。

沙姜

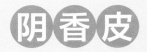

阴香皮
——喜欢阳光的阴香皮

这一天，朱有德从外边拿回来很多新鲜的树枝，小神农见到之后便问道："师傅，这是什么药材呀？"

"这个就是阴香皮啊！"朱有德回答。

"阴香皮原来长成这个样子呀，太不可思议了。"小神农盯着朱有德手中的新鲜树枝说道。

朱有德手里拿的树枝上长满了绿油油的树叶，树叶的表面富有光泽，树叶下方为粉绿色，叶子的形状为卵形或者椭圆形。树枝的颜色为赤褐色，表面无毛。小神农怎么看都不觉得师傅手里拿的是阴香皮。

小神农接过来拿在手上反复观察，又放在鼻子下面闻了闻，问

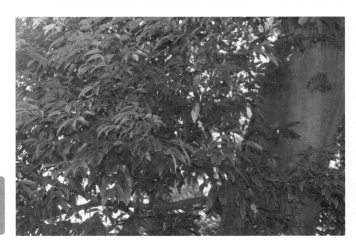

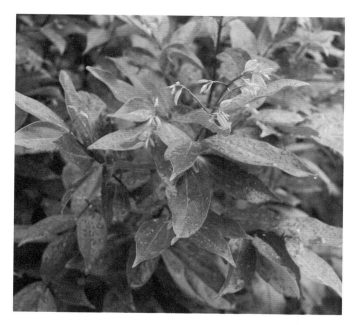

道："师傅，为什么这个阴香皮跟家里的药材长得不一样呢？"

"那是因为家里的药材都是师傅早前采好的。想要采集阴香皮做药材，必须要在每年的夏季找到新鲜的树枝，之后将树枝上的树皮剥下来，晒干之后才是我们平时入药的阴香皮。"朱有德说完就取了一把小刀，熟练地割开树枝，将树皮剥了下来。

"师傅，阴香树一般情况下都长在什么地方呀？"小神农问。

"一般情况下，阴香树都长在疏林中阳光能够照射到的地方，去疏林里找其实很容易。"朱有德说。

"那阴香树会开花吗？结不结果实？"小神农一脸好奇地问。

"当然开花了。它秋、冬季都会开花，花序为圆锥状，腋生。花

阴香皮

朵不多，并布有疏毛。花被呈短筒状，倒锥形，前端分裂片，为圆状卵形。它的花朵绿白色，凋零之后会生出球形的果实，前端具齿裂，齿顶截平。"朱有德告诉小神农。

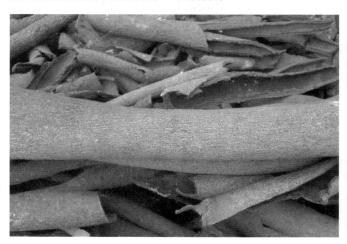

"原来是这样。那下次师傅上山采药一定要带上我。"小神农说。

"你不认识新鲜的阴香树，那你可知道阴香皮的功效呀？"朱有德问。

"这个当然知道了。阴香皮性温，味微甘、辛，具有温中散寒、祛风湿等功效，此外，还可以用于治疗腰腿疼痛、跌打损伤、腹痛泄泻、食少腹胀、风寒湿痹等症。"小神农一口气将阴香皮的药性说完。

"说得不错。不过光靠死记硬背这些知识还是远远不够的，医药知识必须要能够活学活用才行。"朱有德说。

阴香皮

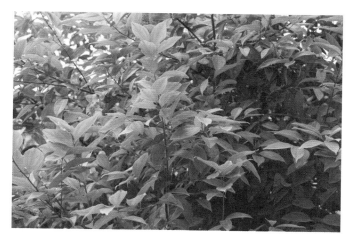

"师傅，我记得上次您给一位病人治病的时候，是不是用阴香皮煎水给对方喝了？"小神农问。

"是呀，那位病人患有寒性胃痛，我用9克阴香皮煎水给他服用，胃痛的症状很快就会消失。"朱有德说。

"这个药方我要记下来。看来我光靠看书学习书本上的知识还是不行，还要多跟在师傅身边学习实践才行啊！"小神农今天又从师傅这里学习到了一味药和一个简单的药方，真是收获颇丰。

阴香皮

辣椒 ——温中散寒的常见蔬菜

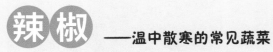

9月份天气渐渐凉快了起来，不过正午的太阳晒在身上还是火辣辣的，此时小神农正顶着太阳在菜园里采辣椒。

小神农搞不懂师傅为什么要种这么多辣椒，面对一菜园的辣椒，小神农觉得，就算是天天吃辣椒也吃不完。采完辣椒，小神农就送到了厨房里，等着师娘做午饭。

"小神农，快过来吃饭吧！"师娘招呼小神农吃午饭。

小神农摘下帽子，洗干净手后坐到了饭桌前，果然不出他所料，今天中午的菜全部都与辣椒有关。

师娘做了鸡蛋炒辣椒、辣椒炒肉、辣子鸡丁，还有鱼香肉丝。

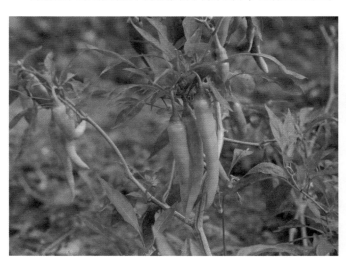

辣椒

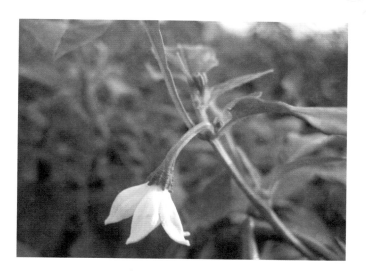

小神农看着这一桌子带辣椒的菜肴，心想：难不成今后餐餐都要吃辣椒了？

"怎么，不喜欢吃辣椒吗？"朱有德见小神农不动筷子，问道。

"我是不明白师傅为什么要种那么多辣椒，我们3个人根本吃不完呀！"小神农说。

"种这么多辣椒，当然不只是给我们3个人吃，师傅是要用辣椒做药材的。"朱有德往小神农的碗里夹了一块大辣椒。

"辣椒还可以治病？"小神农问。

"看来你最近又疏忽功课了。为师不是告诉过你生活中有很多蔬菜都是可以入药的吗？辣椒可是非常不错的温里药物，辣椒的性热，味辛，具有下气消食、温中散寒等功效。"朱有德说。

"难怪我的身体那么好，原来都跟吃辣椒有关系啊！"小神农将一块大辣椒放在口中大快朵颐起来。

辣椒

"吃辣椒可以治疗呕吐、脘腹胀痛、风湿痛、泻痢以及胃寒气滞等症。此外，还可以用辣椒治疗冻疮呢！"朱有德说。

"师傅，那要怎么治呢？操作起来麻烦吗？"小神农立刻问道。

"用辣椒治疗冻疮非常简单，只需要将辣椒皮剥开之后，贴在有冻疮的地方，就可以起到治疗效果。"朱有德说。

"原来治疗冻疮这么简单。"小神农立刻找来纸笔记了下来。

"我再告诉你一个小方子，对你以后采药也会有帮助。总是在山里采药，难免会遇见毒蛇，如果被毒蛇咬伤了，可以将辣椒嚼碎之后敷在患处，还可以起到解毒的作用。"朱有德一边讲一边催促小神农吃午饭。

"这个方法不错，我记下了。"小神农笑着说。

"你不要只记辣椒的用途，它的特征也是一样重要的。"朱有德

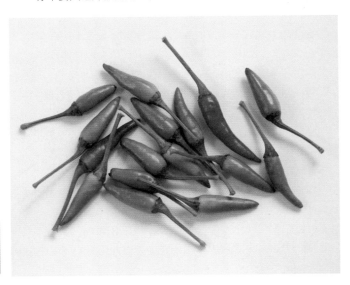

辣椒

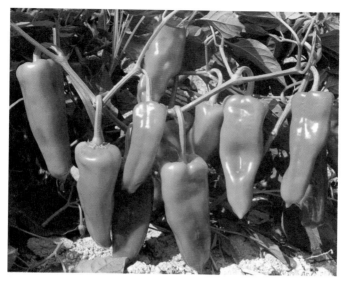

又叮嘱起来。

　　"放心吧师傅，我怎么可能记不住辣椒的特征呢？我闭着眼睛都可以背下来了。"小神农说着，果然闭着眼睛开始念叨起来："辣椒是一年生草本植物，茎高45～75厘米。单叶互生，为卵状披针形。开白色花朵，经常1～3朵簇生，花萼钟状，前端分5齿，花冠基部纵裂。花谢之后结浆果，长圆锥形，初生绿色，成熟后变红，内有多数种子，扁圆状，颜色淡黄。我说得对不对，师傅？"

　　"对，说得很不错，是为师小看你了。"朱有德一边笑一边吃饭。

辣椒

山鸡椒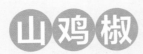
——生活在疏林当中的温中良药

"师傅，您快来看，我发现了一种好奇怪的植物，不知道是不是药材。"小神农蹲在地上看着眼前一株植物喊道。

朱有德立刻赶了过来，看到小神农发现的新草药之后，笑着说："这株植物就是山鸡椒。"

"山鸡椒长成这样呀？没想到山鸡椒整株植物都没有毛，幼枝皮黄，光滑，老枝灰褐色。而且叶子为椭圆形或者长卵形，叶子的顶端还那么尖。它的花序是伞形的，但质地坚硬，边缘还有睫毛。原来它是6个花瓣呀，这下我可知道了。可是师傅，这山鸡椒怎么跟咱家药房里的不太一样呢？为什么这个山鸡椒的颜色是绿色的呢？"小神农

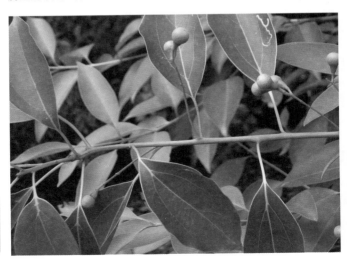

山鸡椒

指着面前的山鸡椒说道。

"这是因为我们面前的山鸡椒还没有成熟的缘故。山鸡椒要在每年的秋季才会成熟，成熟之后它的颜色就会变成黑色了。"朱有德解释道。

"师傅，山鸡椒平时都喜欢生长在什么样的环境当中呢？"小神农问。

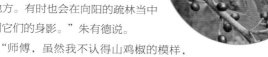

"你看看我们现在身处的位置。我们在山向阳的一面，身处灌木丛当中，这里就是山鸡椒最喜欢生长的地方。有时也会在向阳的疏林当中找到它们的身影。"朱有德说。

"师傅，虽然我不认得山鸡椒的模样，可是我懂得山鸡椒的药理。不然我说来给您听听怎么样？"小神农问道。

"那就说来听听吧！"朱有德点头说道。

"山鸡椒性温，味辛，具有行气止痛、温中散寒等功效，可以用于治疗寒疝腹痛、胃寒呕逆、小便混浊、寒湿瘀滞等症。"小神农说道。

"那你知道山鸡椒可以治疗什么常见病吗？"朱有德问。

"我记得有一次夏天的时候，壮壮跟我在外边玩的时间太久了，后来他就中暑了。您就拿山鸡椒煎水给他喝下去，他很快就好了。"小神农说。

"你说得没有错，如果遇见有人中暑了，用5～10克山鸡椒煎水给对方服下，中暑的症状就会逐渐好转。"朱有德说。

师徒两人说话不误采药，不一会儿的工夫就采到了不少的山鸡椒。朱有德感慨地说："今天真是收获颇丰呀。"

山鸡椒

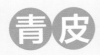

青皮——味道清香的疏肝理气药材

　　一转眼，朱有德和小神农连续上山采药已经有10多天了，小神农跟在朱有德身边也学到了不少知识。这一天，朱有德和往常一样带着小神农来到山上，不同于以往的是，他们俩这次去了低山地带。

　　"师傅，您快来看。您看这是橘子吗？"小神农指着几棵高约3米的小乔木说道。

　　朱有德看看那些树，只见树枝细而多刺，叶子互生，叶片呈披针形，全缘，其边缘还有波状，带半透明油点，便点着头说："没错，那就是橘子树。"

　　小神农听见师傅的肯定回答，非但没有高兴，反而有点失望，

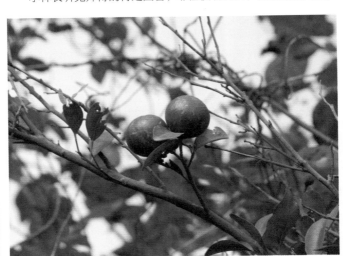

青皮

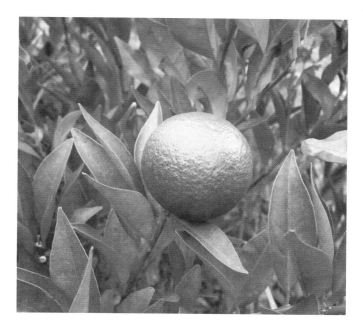

因为树上的橘子现在没有成熟，还都是绿色的。那果皮看上去不厚，明显很好剥离，捏一下，很有弹力，肯定饱满多汁。他当然知道，皮内会有7～10个囊瓣，不但酸甜可口，还能吃出白色的卵圆形种子来呢。

"小神农，你怎么看上去有点不太高兴呢？"朱有德问。

"好可惜，现在才是5月份，橘子都还没有成熟呢。要是橘子现在成熟了就好了，我可以大吃一顿了。"小神农吧唧着嘴说道。

"你现在也可以将它们都摘下来呀！"朱有德说。

小神农一听朱有德的话，还以为现在摘下来的橘子真的可以吃，就迫不及待地上树摘下来几颗。

　　结果当小神农剥开橘子之后，发现果皮确实易剥，但果瓣非常难吃，他只吃了一口就龇牙咧嘴的。

　　"师傅，您骗人，这生的橘子一点都不好吃。"小神农噘着嘴说道。

　　"谁说让你吃生橘子了？我是让你摘下来回去做药材。"朱有德说。

　　"生橘子还能做药材？上次您跟我一起买橘子的时候，橘子皮不是都用来做陈皮了吗？难道生橘子也可以做陈皮？"小神农问。

　　"熟透的橘子皮可以用来做陈皮，生橘子的皮却可以做青皮，这可是一味不错的理气药物。"朱有德对小神农说。

　　"这么说橘子身上都是宝贝啦？无论是成熟的，还是生的都可以入药。"小神农说。

　　"那是当然了。每年5～6月份收集的幼果，洗净后晾干可以做成

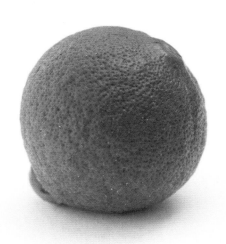

'个青皮'；每年的7~8月收集的未
成熟的果实，洗净之后在果皮上纵
向剖成四瓣，将瓤瓣去除之后晾
干，就可以做成'四花青皮'
了。"朱有德说。

"哇，真没有想到橘子还有
这么多用处。那青皮的功效是什
么呢？"小神农继续问。

"青皮性温，味苦、辛，具有消积化
滞、疏肝理气等功效，可以用来治疗疝气、食积腹痛、月经不调、胸
胁胀痛、乳腺炎等症。"朱有德说。

小神农今天特别高兴，虽然吃到了难吃的生橘子，可是却学习到
了非常宝贵的新知识。

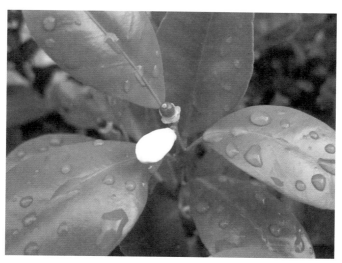

青皮

九里香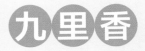
——带有香气的行气止痛药

这一天，邻居张大婶心急火燎地跑来找朱有德，说自己还不满3个月的小孙子长了一身的疹子，不知道如何是好。

朱有德带着小神农来到张大婶家，看到孩子身上长满了小红疹。朱有德仔细观察后发现，这些小红疹其实就是所谓的湿疹，并没有什么大碍，但是必须要早点治好才行。

朱有德吩咐小神农到附近的山野里去采一种叫做九里香的药材。小神农带着师傅的嘱托，一个人跑到山里去采药。

一路上，小神农都在反复回想师傅告诉自己的话：九里香高3~8米，叶子为全绿色，叶子的形状差异很大，有的呈现卵形，有

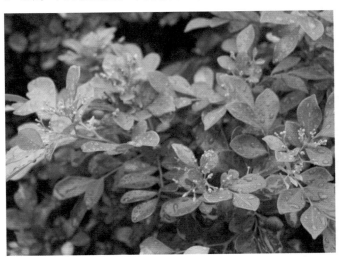

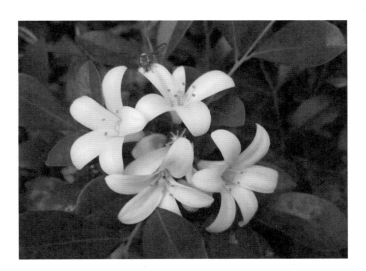

的呈现匙状，有的呈现椭圆形接近菱形的样子。此外，师傅还告诉小神农，九里香会开白色的花朵，花柱比较柔弱。

小神农很快就根据师傅给的提示，顺利地找到了九里香。他迅速采下一些九里香，快速跑回张大婶家。

朱有德用九里香新鲜的汁液煎水，再用煎好的水给孩子擦洗长了湿疹的地方，很快孩子就不哭闹了。

"师傅，这九里香真的好厉害啊，竟然能够这么快就把小宝宝的湿疹治好。"小神农瞪大眼睛看着。

"那当然了。九里香不仅能够治疗湿疹，还可以治疗风湿痹痛、跌打肿

九里香

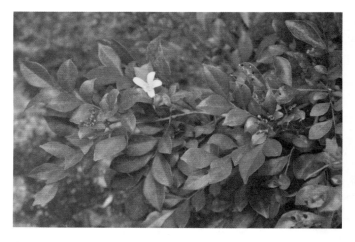

痛、外治牙痛、虫蛇咬伤、胃痛等症。"朱有德说。

"师傅，只有新鲜的九里香才能够入药吗？那如果过了季节，我们要怎么使用九里香呢？"小神农不解地问。

"当然不是了。我们可以平时就收集一些九里香，拿回家之后将九里香的叶子放在阴凉干燥的地方阴干，或者将九里香的树枝和树根切断之后晾干，都是可以入药的，不一定都要用新鲜的九里香才行。"朱有德说。

"那九里香的药性是什么呢？"小神农又问。

"九里香性温，味苦、辛，有小毒，具有活血散瘀，行气止痛等功效，是非常不错的理气药材。"朱有德解释道。

"看来九里香是一味好药，回头我再到山野里多采集一点，放在家里囤积起来，以备不时之需。"小神农笑着说。

自从跟着师傅朱有德行医以来，小神农也开阔了见识，掌握了更多的中药知识。

九里香

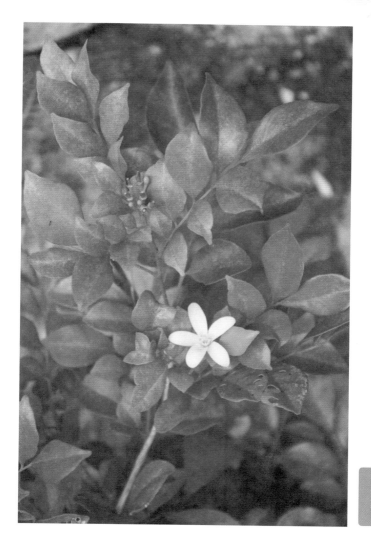

八月札
——理气止痛的木通子

朱有德带着小神农到山上采药，走到一个山坡上的时候，小神农见到了一根藤蔓，就抓住藤蔓对朱有德说："师傅，您看这藤蔓，是不是我们要找的八月札？"

朱有德闻声过去查看，发现小神农拿的就是八月札，他笑着说："小神农，你是怎么知道它就是八月札的？"

"还不是师傅您告诉我的么？八月札最大的特点是三出复叶，小的叶子是卵形的，而大的叶子接近心形，叶子的边缘为波浪形的，所以我就根据这叶子的特点找到了它。"小神农得意地说。

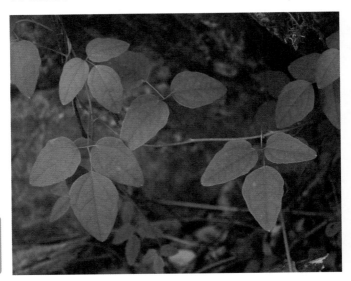

　　"说得不错，看来师傅的话你是放在心上了。其实观察植物不能单单依靠叶子一项特征，你看看八月札的藤蔓，无论是茎还是枝都是光滑无毛的。另外，它的花是紫色的，一般雄花生于上部，比较小，有小苞片，而雌花生于花序下部，苞片为线状。而且，它的果实是肉质的，呈现长卵形，如果果实成熟，果实会自动从腹线处裂开，里面会有很多黑色的长方形种子。"朱有德说完，随手摘下一个已经成熟的果实给小神农看。

　　"师傅，我们将八月札拿回去要怎么处理呢？"小神农接过果实问。

　　"我们多采集一点成熟的果实，回去之后直接晾干备用，或者将它们放在沸水中泡透后晾干，都可以做成有用的药材。"说着，朱有德和小神农就开始动手摘药。

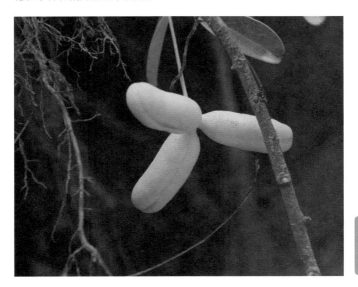

　　"师傅，昨天我看了书，书上说八月札性平，味微苦，具有理气、活血止痛、疏肝和胃、利小便、软坚散结等功效，可以用于治疗脘腹、饮食不消、肝胃气滞、疝气疼痛、腰痛、经闭痛经等症。可是我不知道在生活中，一般都会用它治疗哪些比较常见的疾病。"小神农说。

　　"八月札可以治疗输尿管结石。还记得上次有一个大伯来我们家看病，他因为输尿管结石疼痛难忍，当时我就是用八月札和薏苡仁各60克，煎水让他服下的，之后他的症状缓解了很多。"朱有德对小神农说。

　　"师傅，八月札一般都是用来煎药服用的吗？"小神农问。

　　"当然不是了。八月札除了可以煎药，还可以用来泡酒，同样也具有一定的治疗疾病的功效。"朱有德说。

　　看来这山中的宝贝草药还真是多，小神农不知不觉当中又学习到了新知识。小神农觉得，这种学习方法可以让自己记忆更加深刻，所以他才坚持每次都要跟随师傅上山采药。

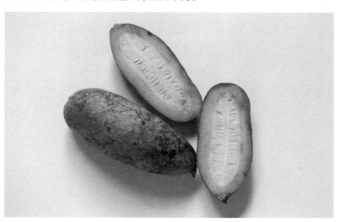

八月札

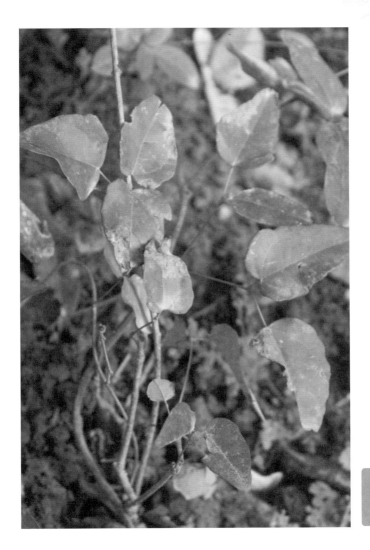

杨梅根 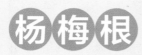——具有理气功效的杨梅树根

虽然小神农经常跟着师傅到山里采药，可每次上山采药依然能给他带来不小的惊喜。就拿今天的事情来说吧，小神农一早就和师傅整装待发，结果刚刚走到山谷当中，他就发现了杨梅，这下他可来了精神，迫不及待地将树上的杨梅摘下来几颗。

"师傅，您快尝尝这杨梅，看样子就知道一定很好吃。"小神农不忘先让朱有德尝尝。

"不能只顾着吃杨梅，要记住师傅说的，仔细观察植物特征才行。"朱有德提醒道。

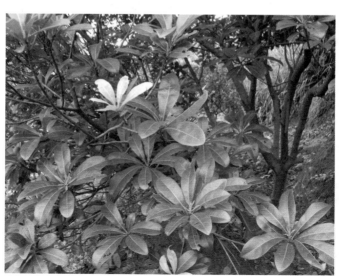

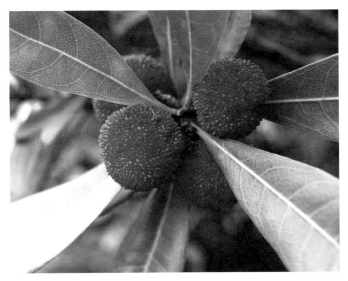

"哦，我又忘了。"小神农挠着头，不好意思地绕着杨梅树转起来，嘴里还念念有词：树皮是灰色的，有纵向浅裂，树冠圆球形，叶子革质，无毛，边缘带有疏齿，为长卵形。果实是球状核果，表面具有乳头状凸起，果肉多汁，颜色紫红，里面有一颗圆卵形的核……

"师傅，看不到花怎么办？"念着念着，小神农突然回身对朱有德说。

"它的花是雌雄异株，雄花单生于叶腋，苞片近圆形，背面无毛，但有腺体。雄花具2～4枚卵形小苞片，颜色暗红，无毛，记住这些就可以了。"朱有德吃了几颗杨梅之后，便蹲在地上，用采药工具不断挖着地面，好像要挖出什么东西一样。

小神农见师傅挖得那么辛苦，就问："师傅，您在挖什么呀？"

"我在挖杨梅根啊！"朱有德回答。

杨梅根

"啊？师傅，您是在搞破坏吗？为什么要挖杨梅根？"小神农不解地问。

"挖一点杨梅根不会对它有什么伤害，可是我们却可以得到一味不错的理气药材。"朱有德笑着说。

"师傅您快歇会儿，让我来挖吧，您就坐在一旁给我讲讲这杨梅根的功效就好了。"小神农立刻将朱有德手中的采药工具抢了过来，开始蹲在地上挖杨梅根。

"这杨梅根性温，味辛，具有止血、理气、化瘀等功效，通常都用杨梅根来治疗烫火伤、牙痛、胃痛、疝气、血崩、外伤出血、跌打损伤、恶疮、疥癞等症。"朱有德讲道。

"真没有想到，杨梅那么好吃，杨梅根还可以用来入药。"说话间小神农就挖出了一部分杨梅根。

"师傅，我们回去之后要怎么处理这杨梅根呢？"小神农又

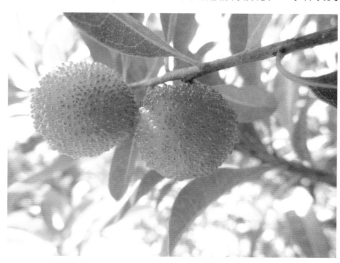

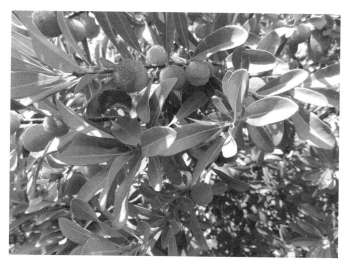

问道。

　　"等下回去之后，我们要先将杨梅根的粗皮去除干净，将剩下的部分切成片，晒干之后就可以入药了。"朱有德说。

　　"师傅，刚刚您说了杨梅根有那么多药用价值，那我们平时用杨梅根入药，是不是只能内服呢？"小神农问。

　　"当然不是了。我刚刚说了，杨梅根可以用来治疗外伤出血，治疗的办法就是将杨梅根皮研磨成粉末，将粉末涂抹到伤口处，就可以起到非常好的止血效果了。"朱有德讲道。

　　小神农费了好大劲终于成功挖出两段杨梅根，心满意足地带着新采集的杨梅根继续着一天的采药之旅。

杨梅根

樟木

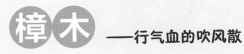

——行气血的吹风散

这一天，小神农与师傅朱有德照例进山。结果小神农在采药的时候，一个不小心就被一条大大的蜈蚣给咬伤了。

"哎呦！好痛！"小神农忍不住叫了出来。

"让师傅看看你怎么了？"朱有德闻声立刻赶来。

"我刚刚不小心被一只蜈蚣给咬到了，好痛啊！"小神农委屈地说。

朱有德看了看小神农的伤势，还好，不算很严重。他让小神农先在地上坐好，自己则在树林里转悠了一会儿。

随后，朱有德从一棵大树上采下了几条新鲜的树枝，便带着小神农回家去了。

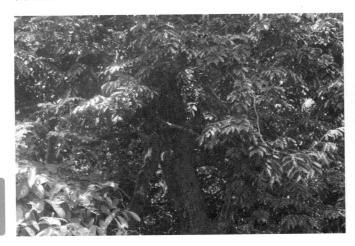

樟木

　　到家之后，朱有德取出一部分新鲜的树枝清洗干净，再煎水给小神农服用。小神农服用之后，顿时感觉身体清爽了不少，就连被蜈蚣咬伤的地方也不是那么疼了。

　　"师傅，您刚刚给我喝的是什么呀？"小神农忍不住问道。

　　"就是樟树枝，也就是樟木煎的水，用它治疗蜈蚣咬伤是最好不过的了。"朱有德说道。

　　"师傅，您所说的樟树是不是那棵在树林里，闻起来有一股香气的大树呀？"小神农问。

　　"对，那就是樟树。它的叶子是互生的，摸起来有一种皮革的感觉，叶子的形状为卵状的椭圆形，叶子表面具有光泽，叶子上能够清楚地看出腺点。"朱有德讲道。

　　"师傅，那樟树会结果吗？"小神农问。

　　"当然了，樟树的果实是球形的，成熟的时候会呈现紫黑色。"朱有德回答。

　　"师傅，樟木除了可以治疗蜈蚣咬伤，还能够治疗什么呢？"小神农又问。

　　"樟木性温，味辛，具有行气血、利关节、祛风湿等功效，可以用来治疗脚气、痛风、跌打损伤、疥癣、心腹胀痛等症。除了可以内服，还可以外敷或者泡酒。"朱有德说。

　　"那回头我们再多收集点樟木。"小神农说。

　　"想要采集樟木可不能心急，一般来说樟木想要成材必须要生长5~6年的时间。我们要采集樟木，必须要等到冬天再去采集，之后将樟木切成小块，晒干入药。"朱有德讲道。

　　小神农今天虽然被蜈蚣狠狠地咬了一口，不过也通过这件事情认识了樟木这味药材。平时看着树林中那么多樟木，小神农一直不怎么重视，没想到，关键时刻能够治病救人的药材就在自己的身边。

樟木

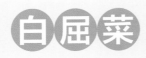

白屈菜
——理气止痛的断肠草

"师傅，我最喜欢五六月份的天气了。"小神农一边在路上走，一边说。

"为什么偏偏喜欢五六月份呢？"朱有德问。

"那是因为五六月份天气不热也不凉，上山采药气温最舒服了，而且这个时节山上的药材也比较多呀！"小神农解释道。

"你说的没有错，每年的五六月份山上到处都是宝贝，而且现在在我们面前也有一个宝！"朱有德故弄玄虚地说。

小神农四下看了看，然后将目光锁定在地上的一片草本植物的身上。这些植物的叶子互生，而且叶片表面有很多褶皱和破碎的地方，

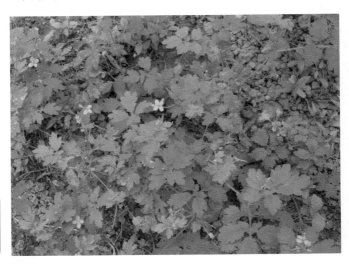

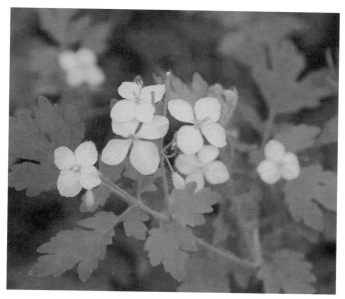

生长得比较完整的叶片会有羽毛状的分裂，叶片的边缘有不整齐的缺刻。叶片的表面为黄绿色，下方则为绿灰色，而且长有一些白色的柔毛，尤其是叶脉上的柔毛最多。有几株上还开了黄色的小花，每一朵小花的花瓣都有4枚，而且呈现卵圆形。

　　"师傅，您说的宝贝该不会是这些草本植物吧？"小神农问。

　　"对，就是它们。你知道它们的名字吗？"朱有德问。

　　"这我还真不知道。之前总是能够在山坡上或者水沟旁看见它们的身影，我一直以为它们就是普通的杂草，还真不知道它们能够入药。"小神农说道。

"它们叫做白屈菜，每年的5～7月开花。我们在它开花的时候将它采回去，放在阴凉通风的地方晾干后就可以入药了。"朱有德说。

"那我们快点采一些吧！"说完，小神农立刻蹲下来将地上的白屈菜连根拔起。

"快住手。我们要的只是白屈菜地上的部分，地下的部分不能入药，你采集地上部分就好。"朱有德在一旁提醒。

"好，那我干活，师傅给我讲课。"小神农开始小心翼翼地采集白屈菜。

"这白屈菜性寒，味辛、苦，是有毒的，可不要轻易品尝。白屈菜具有止咳、理气止痛、解疮毒、利水消肿等功效，可以用来治疗水肿、黄疸、胃肠疼痛、疥癣疮肿、虫蛇咬伤等症。可以内服，也可以

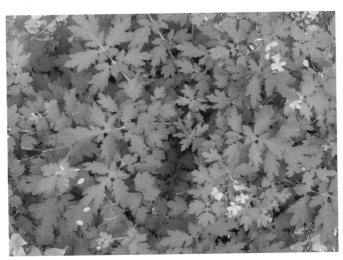

白
屈
菜

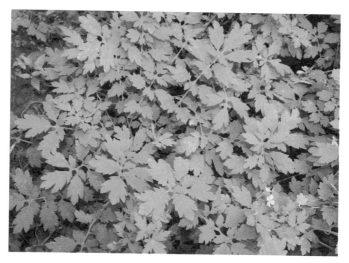

外敷。"朱有德讲道。

　　"师傅，白屈菜可以治疗哪些疾病呢？"小神农又问。

　　"白屈菜可以治疗胃炎、胃溃疡以及腹痛，直接用9克白屈菜煎水喝就可以了。"朱有德讲道。

　　说话间小神农已经采到了不少白屈菜。朱有德看了看背篓里的白屈菜，觉得已经足够了。今天还要采集其他药物，所以，师徒二人没多停留，又继续往深山里去了。

白屈菜

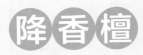

降香檀 ——理气化瘀的花梨木

前几天，小神农和师傅朱有德在家里整理药房，结果发现家中有几味药已经不够用了，于是师徒二人决定早早到山里采集一点。

"师傅，今天我们怎么爬这么高呀？究竟要采集哪一味药材呢？"小神农一边走一边问。

"我们今天要采集的药物是降香檀，它喜欢生长在中海拔地区的山坡疏林当中，所以我们今天只能爬山了。"朱有德年纪大了，爬起来显得力不从心。

"师傅，要不这样吧！您就在山下等我，我自己一个人到山上去寻找，省得您太累太辛苦了。"小神农心疼师傅道。

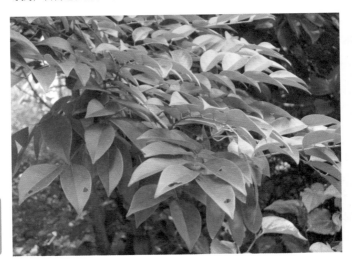

降香檀

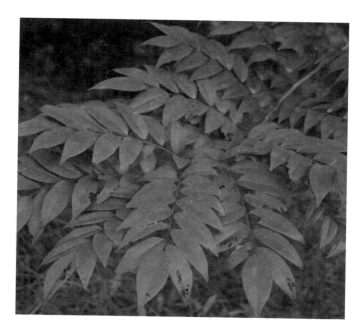

"没关系，师傅也好久没有爬这么高的山了，就当是锻炼好了，我估计再走不远就能找到了。"朱有德说着，又和小神农继续爬山。

果不其然，师徒二人没有爬多高，就发现了降香檀的踪迹。朱有德指着一棵大树旁的乔木说道："这就是我们今天要找的降香檀了。"

这棵乔木的树皮为褐色，表面比较粗糙，树木的小枝比较平滑，表面长有苍白色的皮孔。树叶的形状为羽毛状，叶子为互生。叶子的质地犹如皮质一般，形状为椭圆形或者卵形，叶子的两侧向中间凸起。它此时正开着小花，那花序是圆锥状的，生于枝腋间，花苞片为阔卵形，花萼钟形，分5裂，花朵极小，直径约0.5厘米。花冠淡黄，

降香檀

旗瓣近心形，翼瓣长椭圆形，龙骨半月形，都具爪。

"师傅，降香檀会结种子吗？"小神农问。

"当然会。等花谢了，就会结出革质的荚果，长椭圆形，果瓣上有网纹，内中生1颗种子，偶尔可见2颗。"朱有德说。

"这里有好多降香檀，我们今天多采集一点回去，省得下次还要现爬这么高来采它。"小神农说完，就开始动手采药。

"降香檀全年都可以采集，没有季节限制，所以，也不必采集太多。回去之后将边材去除掉之后，放在阴凉干燥的地方阴干就可以了。"朱有德说。

"师傅，降香檀究竟能够治疗什么疾病呢？"小神农一边采药一边问。

"降香檀性温，味辛，具有理气止痛、化瘀止血等功效，能够治疗胸痹刺痛、肝郁胁痛、脘腹疼痛、跌打损伤以及外伤出血等症。降

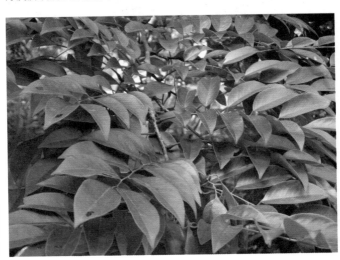

降香檀

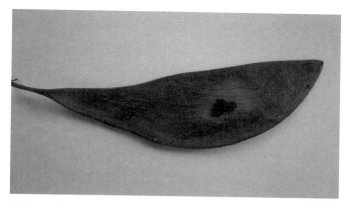

香檀可以煎水内服，也可以研成粉末外用。"朱有德讲道。

　　"师傅，那您平时做跌打损伤的药粉时，会不会加一些降香檀进去呢？"小神农问。

　　"当然会了，现在家里治疗跌打损伤的药粉当中，除了五倍子粉末、自然铜末，就是降香檀的粉末了。用等量的3种粉末，就可以制成治疗跌打损伤、流血不止的药粉了。"朱有德说。

　　师傅说的话小神农句句不忘，看来今天的山也没有白爬，除了认识了降香檀，他还知道了如何制作治疗跌打损伤的药粉。

降香檀

酢浆草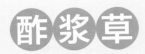
——牛羊吃多会死的酸味草

　　邻居张大叔因为要出门办事，所以临时将家中的两只小羊交由朱有德代为照顾。朱有德见小神农没事做，就让他去外边割点草给小羊吃。

　　小神农平时就格外喜欢小动物，能够割草喂小羊他当然十分乐意行了。他独自一人来到田边，发现这里有很多茎比较细弱，并且有分枝，直立或者匍匐长在地上的草。这些草的叶子为椭圆形或者卵形，叶子的边缘长有密生的柔毛。黄色的小花在叶腋开放，5个花瓣，长圆形，花丝则呈半透明状。小神农见这些草长得旺盛，二话没说就割了很多，心想着要给小羊美餐一顿。

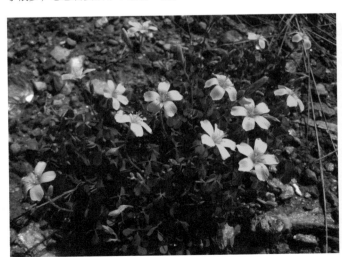

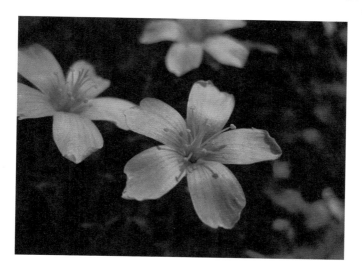

　　回家后，朱有德见到了，却立刻将草收走，不让他给小羊吃。小神农觉得很奇怪，为什么师傅明明让自己割草喂小羊，可是割回来之后又不给小羊吃呢？

　　"师傅，您为什么不让我喂小羊呢？"小神农不解地问。

　　"你知道你找回来的草是什么吗？"朱有德反问道。

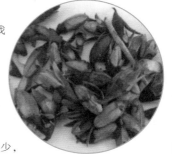

　　"这个我不知道。我在田边找到的，我想小羊应该会喜欢吃它吧。"小神农说。

　　"这种草叫做酢浆草，如果小羊吃了太多的这种草，就会中毒而死。"朱有德说。

　　"天啊！多亏小羊们没有吃多少，

那我赶快把这些草丢掉。"说着，小神农就要将草全部拿走丢掉。

"等等，这些草不必丢掉了。"朱有德拦住了小神农。

"可是师傅您刚刚明明说这草能够毒死小羊的呀！"小神农这回可彻底糊涂了。

"这草虽然不能给小羊吃，但是却可以留着入药呀。"朱有德说。

"有毒的草还可以入药？"小神农惊讶地问。

"酢浆草性凉，味酸，具有解毒消肿、清热利湿等功效，可以用于治疗尿路感染、尿路结石、感冒发热、神经衰弱等症。如果是外用的话，还可以用来治疗湿疹、烫伤、烧伤、脚癣、毒蛇咬伤等症呢！"朱有德说。

"这酢浆草原来这么大能耐，看来我还真是小看了它。那我回头去田边多采一点回来吧！"小神农说。

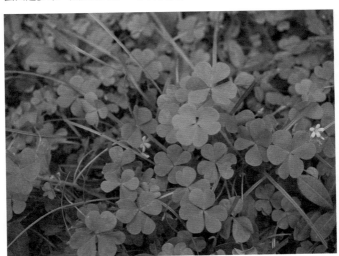

酢浆草

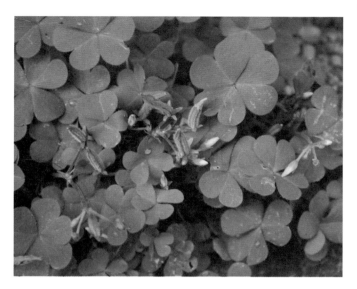

　　"不用着急采酢浆草，这种草最好是夏季和秋季有花有果的时候采集，那个时候的药效最好了。采回来之后将泥沙清洗干净，再晒干就可以入药了。"朱有德说。

　　"它也会结果吗？"小神农连忙问。

　　"当然会结呀。它的花谢之后，会长出1～2.5厘米长的蒴果，果实长圆形，表面有5棱，里面则生有长卵形的棕色种子，种子表面还有肋状网纹呢。"朱有德解释道。

　　"看来我还是懂得太少了，刚刚多亏师傅发现得早，不然小羊就要被我害死了。"小神农不好意思地说。

　　通过这件事，小神农更加明白了一个道理：生活中有很多常见的花草树木，虽然看似普通，往往可能隐藏着一些不为人知的危险，在不了解的情况下，最好不要轻易尝试。

酢浆草

缬草

——带有浓烈香气的安神药

今天，朱有德一早就忙着出诊去了，留小神农在家。小神农等了好久都不见有人来买药，就让师娘替自己看着，他独自一人拿着工具上山。

他一路上走走停停，一边查看周围的环境，一边寻找有用的草药，结果在一片山坡上找到了一些缬草。

缬草是多年生草本植物，高1～1.5米，草茎十分笔直，茎的颜色为暗棕色或者黄棕色，直径1～3厘米，而且长有纵条纹，根为纺锤状，根上长有一些细长的须根。

小神农小心翼翼地将缬草连根挖起，放到自己身后的背篓中。

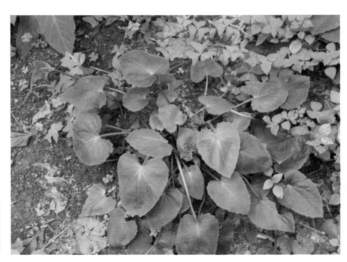

缬草

紧接着又开始着手挖下一株。缬草的叶子比较小，为单数羽状复叶，叶子的边缘有少量的锯齿，叶柄比较长。有一些缬草上还开了小花，花是伞房花序顶生，排列比较整齐，花比较小，呈现紫红色或者白色。

小神农采了不少的缬草，一看时间，师傅差不多应该回来了，于是高高兴兴地下山回家去。

回家之后，小神农发现朱有德还没有回来，就将缬草清洗干净晾晒起来。这时朱有德才从外边回来，看着小神农正在摆弄缬草，就忍不住问："你知道这草叫做什么名字吗？"

"这草叫做缬草，性温，味甘、辛，具有理气、安神、止痛等功效。"小神农立刻回答。

"嗯，说得不错，那下面再来说说缬草都能治疗什么疾病吧！"朱有德又问。

"缬草能够治疗神经衰弱、失眠、胃腹胀痛、癔症、癫狂病、腰腿疼痛、跌打损伤等症。"小神农回答。

"那你知道这缬草经常与什么药物一起搭配使用吗？"朱有德又问。

"这个……徒儿就不知道了，师傅您来说说吧！"小神农笑着说。

"治疗神经衰弱时，经常会用缬草与五味子一起搭配使用，这两味药放在一起可以煎水服用，也可以放在酒中浸泡，都可以起到不错的治疗效果。"朱有德讲道。

这药小神农很早就认得，可是书本上的知识实在太过有限，小神农即便能把书本上的知识记下来，可却不能做到活学活用。通过这件事，小神农更加明白，自己除了要多看书多学习，还应该多跟在师傅身边增长见识。

缬草

合欢皮

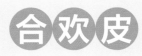

——能够解郁宁心的干燥树皮

夏季的一天午后，小神农懒洋洋地躺在床上发呆。朱有德见小神农无事可做，就吩咐他到村子的合欢树上摘一些合欢花回来。

小神农来到合欢树下，采了一些伞房状的花絮，合欢花的花丝犹如缕状，半白半红的颜色让小神农很是喜欢。他采了一会，觉得应该够了，就带着合欢花回家了。

朱有德立刻将合欢花放在阳光充足的地方晾晒，并且说道："这合欢花必须要在晴天的时候摘下，并且迅速将其晒干，这样才能够入药。"

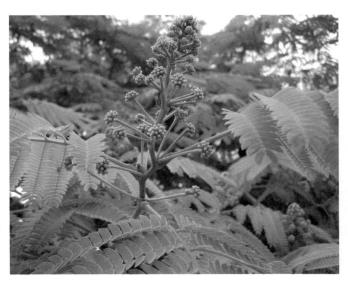

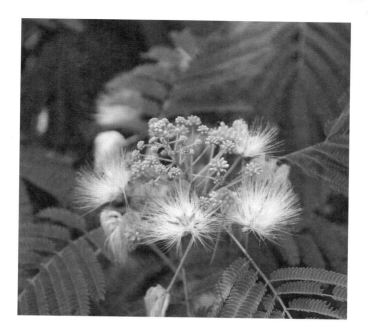

　　将合欢花晾晒妥当之后，朱有德又带着小神农去整理药房。小神农在药房里发现了一些干燥的树皮，这些树皮长相十分奇怪，因为它们都是半筒状或者是筒状的，长度可以达到30厘米以上，厚度也可以达到1~2毫米，表面看上去十分粗糙，颜色呈现灰褐色或者灰绿色。此外，树皮上还长有很多纵皱纹和横细裂纹，皮孔为长圆形或者圆形。

　　小神农观察完树皮的外形之后，又将树皮放在自己的鼻子下面闻了闻。他发现这树皮散发出一股淡淡的清香，香味就与自己刚刚采回来的合欢花一样。

　　"师傅，您给我看的该不会是合欢皮吧？"小神农问道。

合欢皮

　　"我的徒儿果然聪明，看来让你去采合欢花还是没有白采的，只通过闻气味就能够猜出是什么药材了。"朱有德笑着说。

　　"师傅，您可不要小看我，这合欢皮我可是了解的。"小神农拍了拍胸脯说道。

　　"那你就来说说这合欢皮的功效好了。"朱有德说。

　　"合欢皮性平，味甘，具有活血消肿、解郁安神等功效。"小神农胸有成竹地回答。

　　"那你可知道这合欢皮都能治疗什么病症吗？"朱有德又问。

　　"合欢皮可以用于治疗忧郁失眠、心神不安、跌扑伤痛、肺痈疮肿等症。"小神农说。

　　"那我再问你，合欢皮除了能够内服之外，还能不能外用呢？"朱有德问。

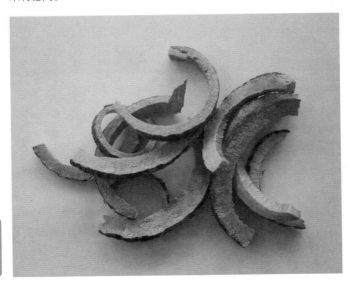

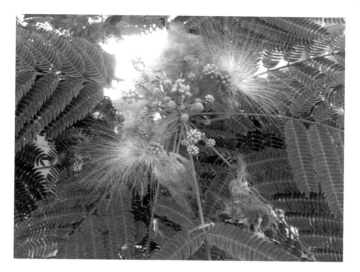

　　"这个我也知道，合欢皮是可以外用的，将合欢皮研磨成粉末，可以治疗蜘蛛咬伤。"小神农笑着说。

　　小神农的对答如流让朱有德十分满意，他欣慰地看着这个孩子，觉得自己的医术总算后继有人了，看来这个徒弟真的没有白收。

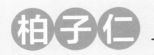

柏子仁 ——养心·安神的柏实

这一天，小神农收到一个很大的包裹。由于师傅不在家，小神农忍不住好奇，就把包裹打开来查看。结果他发现里面装着很多长卵形或者椭圆形的种子，这些种子的长4～7毫米，直径1.5～3毫米。种子的表面为淡黄棕色或者黄白色，种子的顶端略尖一些。小神农将种子放在鼻子底下闻了闻，发现这种子的味道有些淡淡的清香味。不过，小神农不知道种子叫什么名字，只能看书去寻找答案了。

在朱有德回来之前，小神农终于找到了答案，原来这种子里面的种仁就是柏子仁。朱有德回来之后果然就提问："小神农，你都拆开看了，你来说说这些种子是什么吧。"

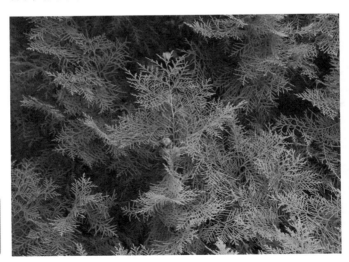

柏子仁

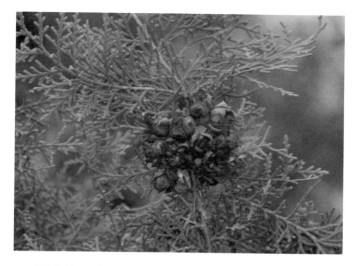

　　"这些种子里的种仁就是柏子仁，师傅打算去除掉外边的种壳，留下里面的种仁，对不对？"小神农笑着说。

　　"说得没错，可是这些种子来自什么植物呢？"朱有德又问。

　　"当然是侧柏的种子呀。而且我还知道侧柏是一种常绿乔木，高达20米，树皮很薄，是浅灰褐色的，小枝扁平，叶子如鳞形，交互对生。在叶片中部，有一条线槽。它每年3～4月开花，花朵雌雄同株，单生于短枝的顶端，为球形，一般雄花是黄色的。它的花谢了之后就会结卵圆形球果，熟前肉质颜色蓝绿，表面有白粉。等到成熟，果实会自然张开，里面有卵圆形的种子，灰褐色，种脐大而明显，对不对？"小神农刚刚看完书，当然说得流利又全面。

　　"不错，看来是有备而来呀。"朱有德笑起来。

　　"可是，想要去掉这些种子壳也很麻烦呀。"小神农皱着眉着。

　　"所以，这个任务就交给你了，有空的时候你就将这些种壳去除

柏子仁

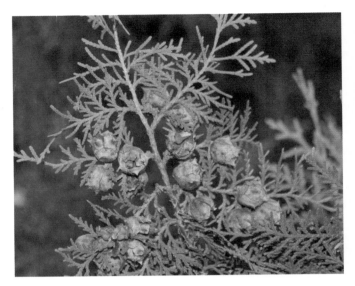

干净吧！"朱有德笑着说。

　　"师傅，一个人去除这么多的种壳要很久。要不然您提问我关于柏子仁的问题，如果我答对了，您就帮我分担一部分工作，怎么样？"小神农嬉笑着说道。

　　"好，没问题。那你就从最简单的柏子仁的功效说起吧！"朱有德说。

　　"柏子仁性平，味甘，具有养心安神、润肠、止汗等功效。"小神农洋洋得意地回答。

　　"那你再来说说，柏子仁能够治疗哪些病症。"朱有德又问。

　　"柏子仁能够用于治疗心悸怔忡、虚烦失眠、阴虚盗汗、肠燥便秘等症。"小神农回答道。

　　"看来你对柏子仁的知识掌握了不少。既然你知道那么多关于柏子仁的知识，那么我再来问你一个问题，你知道什么样的人不能吃柏子仁吗？"朱有德问。

　　小神农一听朱有德这样问，立刻皱起了眉头，心想，临时抱佛脚果真不管用。他只能低着头说："看来这剥柏子仁的任务还得我一个人完成了，师傅问的问题我不知道。"

　　"没关系，你能够在短时间里就记住这么多关于柏子仁的知识已经很不错了，回头剥柏子仁的工作我会帮你一起完成的。"朱有德大笑着说道。

　　"那师傅您能告诉我，究竟什么样的人不能吃柏子仁吗？"小神农接着问。

　　"柏子仁的油脂比较大，而且具有滑肠的作用，所以，腹泻的人是不能吃的。"朱有德拍了拍小神农的头说道。

　　小神农深感惭愧，心想以后可要多花时间看书了，再也不能干这临时抱佛脚的事情了。

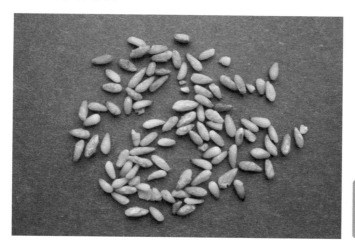

柏子仁

罗勒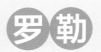
——疏风行气的金不换

　　最近，朱有德给小神农制定了一个新的学习计划，那就是让小神农自己上山采集认为能够入药的草药。

　　小神农第一次能够真真正正独自上山采药，心里别提有多高兴了。刚刚进山不久，小神农就闻见一股很浓郁的香气，味道与茴香的味道十分相似。小神农心想，该不会这么走运，刚进山就找到了茴香了吧？

　　小神农顺着香味飘来的方向，一步步寻找，结果发现了几株高20～70厘米的草本植物。这些植物的茎是四方形的，植物的上半部分有很多分枝，茎的表面为紫绿色的，有一些细小的柔毛。植物的叶子为对生，叶子的形状为卵形或者卵形披针形，叶子的长2～6厘米，叶子的边缘为锯齿状。叶柄很长，下面生一个暗色的油胞点。而

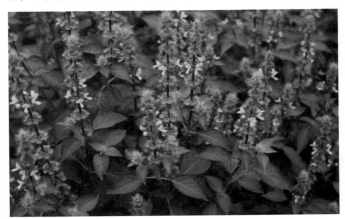

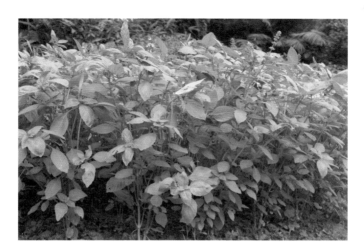

有的绿叶中，生长着总状花序，6～8朵轮生，开出的小花有白的，也有红的。

小神农虽然不知这究竟是什么草药，但是直觉告诉他，采回去一准没有错。于是，小神农将整株植物都采了回去。

"师傅，我回来了，您看看我采到了什么？"小神农兴高采烈地拿着手中的植物说道。

朱有德看了一眼小神农手中的植物之后，问道："你知道你手里拿的植物是什么吗？"

"这个我还真不知道，但是直觉告诉我这肯定是一种草药。"小神农笑着说。

"你说得没有错，这的确是1株草药，它的名字叫罗勒。"朱有德说。

"原来这就是罗勒啊！"小神农挥舞着手中的植物说道。

"看你的反应好像很早就认识罗勒呀，那你来说说罗勒的药效吧。"朱有德问。

"我之前在书上看到过罗勒的介绍,罗勒性温,味辛,具有发汗解表、祛风利湿、散瘀止痛等功效。"小神农说道。

"你知道这罗勒还能够治疗什么疾病吗?"朱有德又问。

"罗勒内服能够治疗消化不良、跌打肿痛、风湿关节痛、胃腹胀满、胃痛、肠炎腹泻、头疼、风寒感冒等症,外敷的话可以治疗皮炎、湿疹以及蛇虫咬伤等症。"小神农回答道。

"既然你知道这么多关于罗勒的知识,我们就动手把罗勒制成药材吧!"朱有德说。

"师傅,这罗勒我虽然有所了解,可是我却不知道要怎么将它做成药材。"小神农不好意思地说。

"罗勒全草都可以入药,所以,等一下我们将它洗净之后,把细根和杂质去除干净,再切细晒干就可以入药了。"朱有德说完,师徒二人就开始动手将罗勒处理成药材。

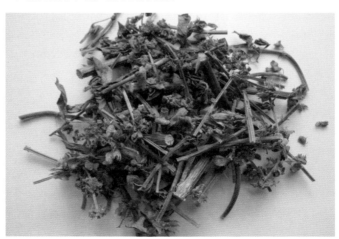

罗
勒

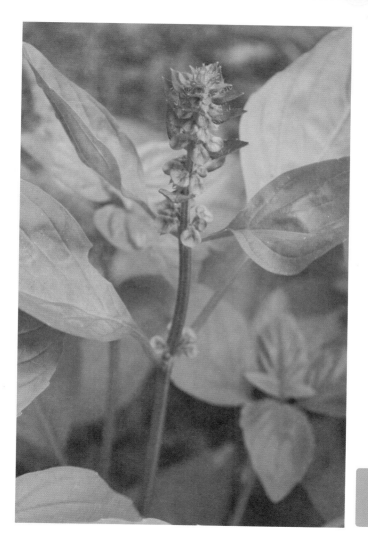

紫苏梗
——理气安胎的紫苏茎

　　朱有德让小神农独自一人上山练习采药，小神农每天都高兴不已。这一天，小神农在山上发现了大片的紫苏，二话没说就采了好多回家。

　　朱有德看见小神农采回来的紫苏之后，问道："小神农，你可知道你采的都是什么草药吗？"

　　"这个当然知道了，我采的是紫苏，上次师傅给我讲过，紫苏具有独特的香气，茎是直立的，茎上有很多分枝和长柔毛，茎的颜色是紫色或者绿紫色。紫苏的叶子为卵状圆形或者卵状三角形，长4～13厘米，宽2.5～10厘米，叶子的边缘长有锯齿，叶子的两面都是紫

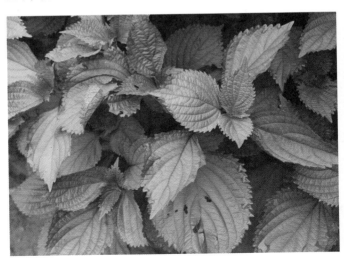

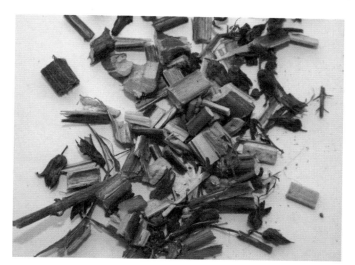

色，或者仅有下面是紫色，上、下两面都有一些比较细小的柔毛。它每年8～11月开花，花序轮伞状，生有长柔毛，苞片呈宽卵形，外面长有红褐色的腺点，花萼为二唇形，上唇大，分3齿，下唇稍长，分2齿。花冠是白色向紫色渐变，等到凋谢就会长出球形的小坚果来，颜色灰褐。根据紫苏的这些特征，我一下就认出它们了。"小神农沾沾自喜。

"你看看你采集的这些紫苏都已经很老了，你知道它们还有什么作用吗？"朱有德又问。

"太老了？难不成一点用处都没有了？我白采了吗？"小神农有点失望地说。

"当然不是，紫苏老了也有老了的作用。你看到这些老紫苏的梗是不是比较粗壮，外皮都已经呈现为紫棕色了，而且分枝比较少，香味也特别浓郁呢？"朱有德将一株老紫苏递给小神农。

　　小神农经过观察之后，确定师傅说的没有错，可是自己却不知道这老紫苏究竟有什么用。

　　"哈哈，回头你将这些老紫苏都清洗干净，将杂质除去，再用水浸泡一段时间，记得一定要浸泡透彻才行，再切片后晒干。"朱有德吩咐道。

　　"师傅，您这是要做什么呢？"小神农不解地问道。

　　"当然是炮制紫苏梗了，老紫苏可以做成紫苏梗，像你采集的这种很老的紫苏梗最好了。"朱有德说。

　　"那师傅，您能告诉我这紫苏梗有什么用吗？"小神农又问。

　　"紫苏梗性微温，味甘、辛，具有理气宽中、和血、安胎等功效，能够治疗脘腹痞满、胎气不和、水肿脚气、咯血吐衄等症。"朱有德回答。

　　"真没有想到这老得不能再老的紫苏梗也有这么大的用处。师

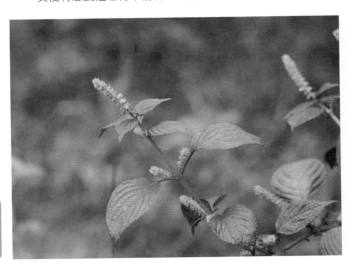

紫苏梗

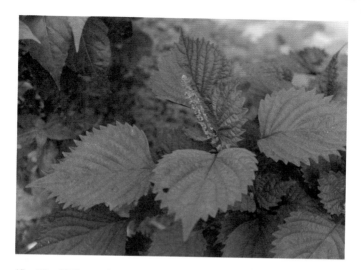

傅，那一般情况下我们要几月份去采集紫苏梗呢？"小神农说。

"一般来说，每年的9～11月正是采集紫苏梗的好时节，就好比现在，我们就可以多采一点备用。"朱有德说。

师徒二人很快将今天采集到的紫苏梗处理好了。而且，两人都觉得明天应该继续上山，再多采集一些回来才好呢。

紫苏梗

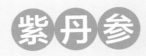

紫丹参
——养心·安神的丹参

　　小神农对今天的任务印象深刻，因为师傅天还没亮就起床，把小神农叫醒，准备上山。一路上两个人根本就没敢耽搁，光是爬山就已经爬到了中午。

　　"师傅，我们今天究竟要爬多高呀？"小神农忍不住问道。

　　"我们今天采集的草药，都生活在海拔1800～2900米的地方，看来今天我们要不停地爬山了。"朱有德满头大汗地说。

　　"师傅，我们今天究竟要找什么草药呀？怎么生活在这么高的地方呢？"小神农气喘吁吁地问。

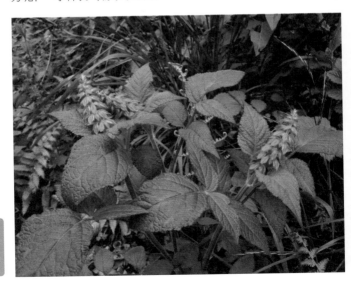

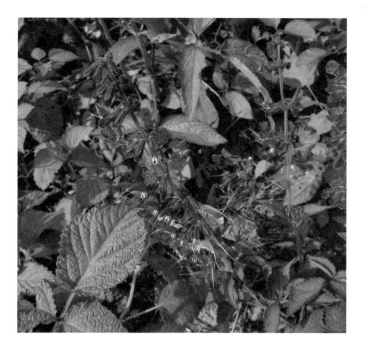

"今天我们要找的草药叫做紫丹参，它喜欢生活在比较干燥的地上，再爬一会儿我们就差不多能找到了。"朱有德鼓励小神农道。

师徒两人爬了很久，朱有德深感体力不支，心想真是岁月不饶人，还是找个地方休息一下吧！

师徒两人来到一片草地上休息，就在休息的时候，朱有德望着不远处的一株高约30厘米的草本植物笑了起来。

"师傅，您在笑什么？难道这附近就有我们想要找的紫丹参？"小神农眨巴着眼睛问道。

朱有德起身走向那株植物，对小神农说："你来观察一下这株植物，这植物的茎上长有很多柔毛，叶子是基生的，单叶或者是3裂，叶子下面是紫色的。再来看看它的花，花是轮伞花序，一般长有4～6朵花，花萼呈现钟状，花冠的颜色为蓝紫色，它每年4～8月开花，花谢可结黑色的小坚果，是椭圆形的。"

"就是说，这些植物就是我们要找的紫丹参，是吗？"小神农睁大眼睛，仔细看着那些植物。

"确切地说，这只是紫丹参的植株，我们要的紫丹参还藏在地下呢。"朱有德笑着说。

"那我们赶快挖吧！"小神农已经迫不及待想要知道紫丹参究竟长什么样子了。

小神农拿着挖药工具，费了好大力气才将一块肥厚的根茎挖出来。只见它外面朱红色，断面内里呈白色，长约15厘米，表面生有少数支根。

"师傅，这个就是紫丹参了吧？"小神农拿着紫丹参问道。

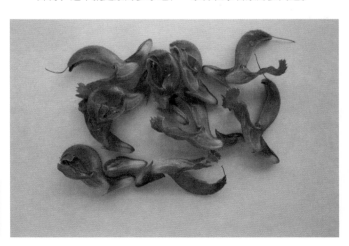

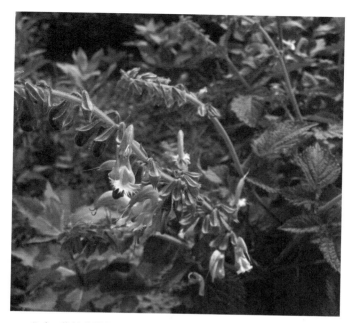

　　"对，紫丹参性微寒，味甘、苦，具有凉血止血、活血化瘀、养心安神、解毒消肿等功效。"朱有德回答。

　　"师傅，那平时我们通常都用紫丹参治疗什么病症呢？"小神农又问。

　　"一般来说，我们会用紫丹参治疗女子月经不调和痛经。只需要用15克紫丹参煎水给病人服用，就可以很好地缓解病症。"朱有德讲道。

　　看来小神农今天爬山的努力没有白费，能够见识到难得一见的紫丹参，也算是不虚此行了。

紫丹参

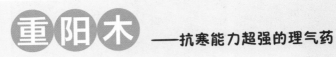

重阳木

——抗寒能力超强的理气药

　　每天外出采药对于小神农来说已经是家常便饭了，经过一段时间的学习，他每次不但采得多，还基本不出错。于是，师傅朱有德又开始提升采药难度了：要采集一些树木类的中药。这是因为前段时间小神农一直都在采集草本植物，朱有德就想要让小神农拓展一下认知范围。所以，今天他就带着小神农来到了深山老林当中。

　　说实话，这深山老林可不比田野山坡，这里的树木高大挺拔，让小神农一时间都找不到东南西北了。

　　"师傅，这里的树都好高啊！这都是一些什么树呢？"小神农仰着头一边看着高大的树木，一边问道。

　　"你眼前这些高达十几米的落叶乔木就是重阳木，你来仔细观察

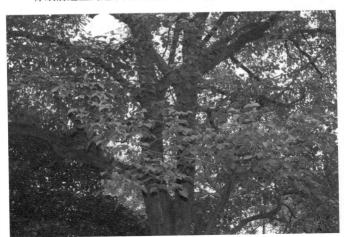

一下重阳木。它的树皮呈现灰褐色，少有裂纹，整体来说比较光滑。树叶的形状为掌状复叶，叶子长6～10厘米。每年的4～5月是重阳木的花期，重阳木的花朵特别小，为淡绿色。重阳木果实的成熟期在每年的7～8月，果实呈扁球形，颜色为紫色。你好好找一下，就能发现果实。"朱有德一口气讲了很多关于重阳木的知识，小神农在一旁也听得津津有味。

"师傅，那我们眼前这高大的重阳木，都要采集哪些部分入药呢？"小神农继续问道。

"我们今天需要收集的是重阳木的树根、树叶以及树皮，这3个部分都可以用来入药。"朱有德说道。

"师傅，您再给我讲讲重阳木的药效以及治病的方法好吗？"小神农求知若渴。

"重阳木性凉，味辛、涩，具有理气活血、解毒消肿等功效。重阳木不同部分治疗的疾病也不太相同。比如说治疗痈疮疡毒，必须要使用重阳木的新鲜树叶，将其捣烂之后外敷在患处才能够治病。如果要治疗风湿骨痛，那就必须要使用重阳木的树皮和树根泡酒，再用重阳木泡的酒涂抹患处。"朱有德回答。

"师傅，那除了以上两种病症之外，重阳木还可以治疗哪些疾病呢？"小神农又问。

"重阳木可以治疗咽喉肿痛、黄疸、传染性肝炎、痈疽、风湿病、肺病等症。"朱有德回答。

"重阳木还真厉害，看来今天我要辛苦爬树了，不然这些树叶还真难采到。"小神农说完咬着牙便爬上了树。朱有德在树下看着小神农矫健的身姿，不禁也想起了自己年轻的时候。

重阳木

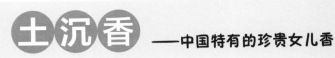

土沉香

——中国特有的珍贵女儿香

　　这几天，朱有德一直带着小神农到处认识树木，小神农也算长了见识，认识了很多从来没见过的树木，觉得自己的中医药知识又增长了不少。

　　这一天，小神农如往常一样来到树林，很快就大声喊道："师傅，您快来看啊！我发现沉香树了。"

　　要知道沉香树可是非常珍贵的，能够发现沉香树还真是惊喜了。朱有德闻声立刻加快脚步，走过去一看，原来只是一场空欢喜。小神农发现的根本就不是沉香树，而是土沉香。

　　"小神农，你怎么又犯了毛毛躁躁的毛病了？你看到的这棵根本就不是沉香树，而是土沉香啊！再仔细看一下它的特征。"朱有德在小神农的头上轻轻弹了一下。

　　小神农捂着头，再次用心观察了一遍眼前的土沉香，好像真的与沉香树有很大差别。土沉香的树叶有一种革质感，形状为卵形、椭圆形或者倒卵形，叶片上的叶脉比较纤细，接近于平行。土沉香的花香味非常浓郁，花萼呈现浅钟状，花瓣为10片，形状为鳞片状。有的花谢了，取而代之的是一颗颗卵球形的褐色种子。

　　"师傅，真不好意思。我刚刚太兴奋了，只看了一眼，还以为这是沉香树呢！"小神农笑了笑说道。

　　"没关系，没有发现沉香树也不要紧，因为土沉香也是一味不错的理气药材。我们采集一些树根回去，同样可以入药。"朱有德笑着鼓励小神农。

　　"师傅，您是说真的吗？这土沉香还是一味不错的理气药材啊？

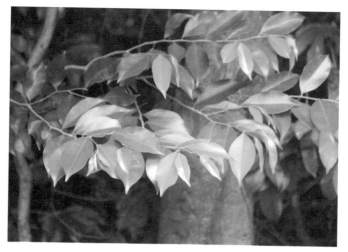

那看来等一下我一定要多挖点树根了。"小神农一听自己发现的是不错的药材，脸上的阴霾立刻不见了，整个人都来了精神。

"土沉香性温，味辛、苦，具有理气止痛、舒筋活络、祛风除湿等功效，通常都被人们用来治疗胃溃疡、十二指肠溃疡、痛经、疝气疼痛、风湿性关节痛以及喉咙肿痛和跌打损伤等症。"朱有德讲道。

"既然这土沉香能够治疗胃病，那我就更应该多采集一点了，最近村子里的张奶奶胃病又犯了。"小神农一边说，一边努力挖着树根。

朱有德望着小神农努力的背影，心里顿时涌上一股暖流，觉得自己的徒弟真的是一个有爱心又上进的好孩子。

土沉香

山合欢

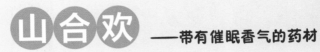

——带有催眠香气的药材

"师傅您快看，那边有棵树，树上结满了好看的花朵。"小神农指着不远处的一棵树说道。

"原来是这棵树呀！之前我让你去采合欢花你还记得吗？这棵树的名字叫做山合欢，也叫做夜合欢，与合欢花有着异曲同工之妙呢！"朱有德笑着说道。

"师傅，您看这棵树的树干都是灰黑色的，而且叶子是互生的，为2回羽状复叶，前端圆而尖细，基部偏斜，近圆形。小叶片为5～14对，叶子没有叶柄，长得还真是有特色呢！最有特点的还属这花朵。您看看这花朵，就好像是羽毛一样，一朵花有5～15对的羽片，

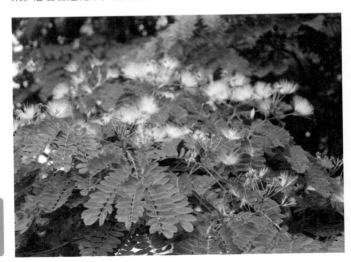

而且闻起来有一股好闻的香气。"小神农感叹道。

"其实，这些叶子还是很有特色的。因为它们到了夜晚就会自动闭合起来，也因此得名夜合欢。"朱有德笑着讲道。

"啊？真没有想到这山合欢还这么神奇，那等到晚上我一定要仔细观察一下才行。"小神农瞪大眼睛看了又看。

"你好好观察一下这花朵，这可是我们要用来入药的部分。除此之外，我们还要收集一些树皮回去入药。"朱有德说。

小神农又仔细看了看，他发现山合欢的花朵为头状花序枝端顶生，总花梗上长有柔毛，花朵的颜色为淡红色，花冠为漏斗状，看上去十分好看。

"师傅，您来讲讲这山合欢都有哪些功效。"小神农说道。

"这山合欢性平，味甘，具有消肿止痛、解郁安神等功效，可以用于治疗慢性劳损性肌肉疼痛、抑郁性神经衰弱、骨折、肺脓肿、跌打损伤、神经症失眠等。"朱有德讲道。

"师傅，那我们平时最常用山合欢治疗哪些病症呢？"小神农接着又问。

"山合欢最常被人们用来治疗失眠、精神失常、风湿肿痛。治疗这些疾病时，可以拿山合欢给病人内服；而在治疗骨折伤筋的时候，可以将山合欢和其他几味中药一起捣烂，敷在患处。"朱有德耐心地讲解道。

听完师傅讲解的知识，小神农顿时觉得自己身上充满了能量，一口气摘下不少山合欢，朱有德则乐得在一边休息了。

山合欢

含羞草 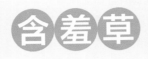——会"害羞"的镇静安神药

自从上次和师傅上山发现了会跳舞的"舞草"之后，小神农一直都很期待能够再次遇见有趣的草药。

这天中午，小神农和师傅两个人正席地而坐啃馒头充饥，小神农又发现了一种有趣的草。

"师傅，您快看，这草自己会动。"小神农忍不住用手再次触碰那棵会动的草。

朱有德看了一眼之后，笑着说道："既然你看它这么有趣，你可知道它的名字是什么吗？"

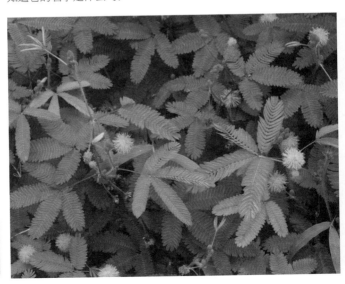

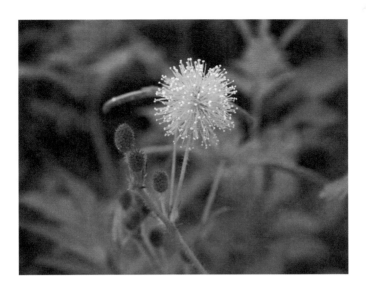

　　"我之前在书上见到过，说用手碰触之后，就会立刻闭合且下垂，好像是害羞了一样的草，叫做含羞草，我说得对吧？"小神农兴奋地说。

　　"你说得没有错，这就是含羞草。"朱有德看着徒弟那副天真的表情，乐得合不拢嘴。

　　小神农过去只是在书本上见到过含羞草，真正的含羞草他还是第一次见到。没想到含羞草居然可以长到1米高，而且叶子是对生的，叶片呈现披针形，并且有刚毛，小

叶有10~20对，小叶片为线状披针形，叶子的先端比较尖。含羞草
还会开花，花朵非常小，呈现淡红色，花苞片为线形，萼片为漏斗
状，非常小，看上去倒与蒲公英有些相似。

"师傅，这含羞草真是太可爱了，可惜我见到它太晚了，之前
采药怎么一直都没有见到，真的好可惜。"小神农语气中带着一丝
惋惜。

"这是因为我们很少来到含羞草生长的地方。一般来说含羞草都
喜欢生长在旷野或者溪边，这两个地方我们比较少去，所以就没有什
么机会见到它的身影了。"朱有德说。

小神农随手摘下几棵含羞草，准备装进背篓里，朱有德这时却

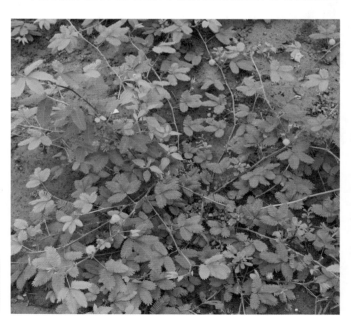

问："小神农，既然你之前在书上已经见过了含羞草，那你不妨来说说含羞草的药效吧！"

"含羞草性微寒，味微苦、甘、涩，有小毒，具有清热利湿、镇静安神、凉血解毒等功效。"小神农回答道。

"那你知道含羞草能够治疗哪些疾病吗？"朱有德又问。

"含羞草可以用来治疗小儿高热、急性腹泻、小便淋涩、石淋、失眠、跌打损伤等症。"小神农回答。

"嗯，看来你最近对草药十分上心，为师接下来要多带你认识一些才行。"朱有德一边说着，一边起身准备继续采药。师徒两人在这山林中十分快乐地前行着。

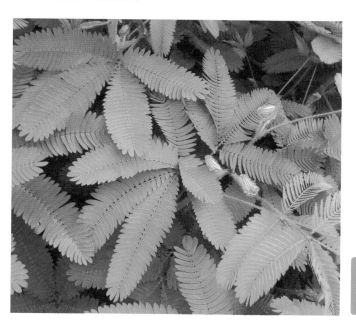

含
羞
草

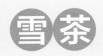

雪茶 ——醒脑安神的太白茶

之前受到过朱有德帮助的一名病人今天突然登门拜访，还带来了不少礼物。朱有德一再拒绝，可是对方非要把礼物留下，最后直接把礼物放到地上，迅速离开了朱有德的家。

那人走了之后，小神农打开其中一样礼物，发现里面是很多灰白色或者白色的管状植物。这些管状植物看上去怪怪的，植物的先端略微弯曲，形状犹如蛔虫一样，长3～7厘米。小神农乍看一眼还以为是虫子，吓得险些将手中的盒子丢出去。

朱有德坐在一旁见到小神农的反应，忍不住轻笑出声，说道："小神农，你刚才是在怕什么？"

"我刚刚看到这个东西的第一眼，还以为是虫子呢！"小神农惊

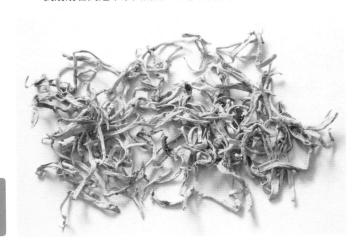

魂未定地回答。

"它长得的确像虫子，可它却不是虫子，它是雪茶。"朱有德笑着说道。

"雪茶？它能够叫这个名字，应该是因为它的颜色比较白的缘故吧？"小神农觉得雪茶名字的由来一定跟它自身的颜色有关。

"你只说对了一半。雪茶来自于高寒地区，所以，它的名字不仅是因为颜色，还因为生长环境。"朱有德讲道。

"师傅，看来这雪茶应该很名贵才对。我可从来都没有见过，您能不能给我讲讲关于雪茶的知识呢？"小神农又问。

"在《本草纲目拾遗》当中就有记载，书中写到雪茶能够治疗胃气积痛、疗痢如神。回头你也可以找书来看看，这里我先给你讲讲。雪茶性凉，味微苦，具有清热解渴、醒脑安神等功效，平时用来泡水喝也具有非常不错的保健功效。"朱有德讲道。

"师傅，既然您说这雪茶是来自于高寒地区，那它是长在树上的吗？"小神农觉得高寒地区应该比较荒芜，高大的树木应该比较少见，于是好奇地问。

"它是地衣类地茶科的一种植物，其地衣体为灰白色或者白色，管状，显少有发枝，枝端弯曲，如蛔虫状，似空心草芽，长3~7厘米，份量极轻，远远看上去，就如同白色菊花的花瓣。"朱有德想了想，他只是在书在看到过关于地衣植物的介绍，还真从未见过原株植物呢。

"师傅，那这雪茶具体都能够治疗哪些病症呢？"小神农又问。

"雪茶能够治疗肺热咳嗽、神经衰弱失眠、癫痫狂躁、体虚久咳、中暑等症。"朱有德回答道。

小神农一直盯着眼前的雪茶看，心想这辈子如果有机会，一定要亲眼看看这雪茶究竟长在哪里，是个什么样子。

雪茶

艾

——温经止血的妇科良药

一转眼，小神农跟在朱有德身边已经一年多了，朱有德有心要考考这个徒弟，看看他都学会了什么。

"小神农，你跟在师傅身边已经很长时间了，今天为了检验你的学习成果，师傅给你出道题好不好？"朱有德问小神农。

小神农一听师傅要考自己，立刻变得有些紧张起来，他很期待师傅能够给自己出什么有趣的考题，但又真的怕回答不上来。

"师傅，您就出题吧！不过，不要太难哦。"小神农急切又紧张地盯着师傅。

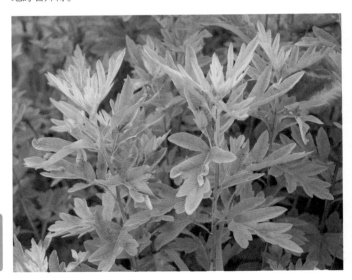

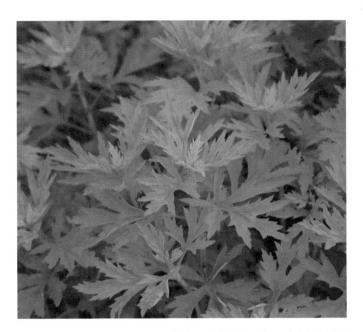

　　没想到朱有德却说："今天的考题十分简单，你只需要在最短时间内找到一味草药给我就行了。"

　　小神农一听，师傅这考题也太简单了吧？他立刻冲出家门，来到路边，随手从路边的荒草中挑了几根，然后立刻往家跑。

　　"师傅，您看我采的，就是这味草药。"小神农晃着手上几棵高45~120厘米的草本植物说道。

艾

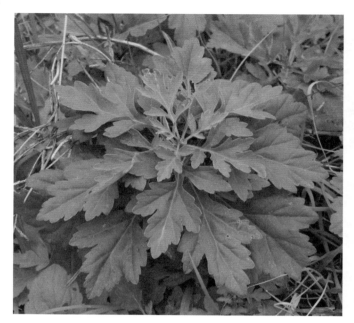

  朱有德看了看小神农手中的草药，只见它的茎直立，并且呈圆形，茎的质地比较硬，基部木质化。叶片的形状为卵状椭圆形，裂片为椭圆状披针形，叶片的边缘长有很多较粗的锯齿。叶子的上面颜色为暗绿色，下面的颜色为灰绿色，且叶子的背面长有白色的柔毛。

  "那你采回来的究竟是什么药，有什么药效，能够治疗什么疾病？"朱有德一口气问了很多问题。

  "我手上的这株草药叫做艾，它性温，味甘、辛，具有散寒止痛、温经止血等功效，经常被用于治疗咳嗽痰多、崩漏下血、胃脘疼痛、吐血、流产出血不止、妇女产后出血等症。"小神农回答得简洁且快速。

朱有德点了点头，说道："那你采回来的草药都是能够入药的吗？"

"当然不是，刚才跑出去采太急了，艾能够入药的部分是它的叶子，将叶子摘下来之后，放在阴凉干燥的地方阴干就可以入药了。"小神农立刻解释道。

"你回答得不错，让师傅很满意，这艾就留在屋子里也不错，它的味道还可以熏熏屋子。"朱有德笑着说道。

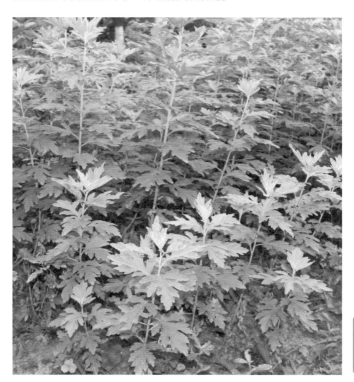

艾

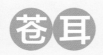

苍耳——通窍止痛的地葵

为了采药，小神农可是不惜一切代价。今天小神农又在路旁的草堆里翻腾了半天，结果从草堆里出来的时候，衣服和裤子上都沾到了一些长着倒刺的小刺球。

小神农坐在路边将身上的小刺球一颗一颗摘下来，站在一旁的朱有德问道："你知道黏在你身上的刺球是什么植物长出来的吗？"

朱有德这么一问，小神农立刻将摘下来的刺球放在手中观察了一下。他发现这刺球没有什么特别之处，只是表面长有很多倒刺毛而已。

他又回头看了看生长这些小刺球的植物，它的整株植物高20～90厘米，茎比较直，茎上很少有分枝，茎的下部为圆柱形，上部长

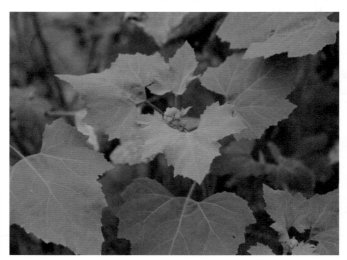

有纵沟。植物的叶子是互生的，并且长有长长的叶柄，叶片比较宽，形状为三角形，叶子的先端比较尖锐，基部为心形。植物上的花朵为头状花序聚生，花朵呈圆球状，没有花冠。

"我经常被这些小刺球扎到，可是我却从来都没有留意这究竟是什么植物。"小神农惭愧地低下了头。

"没关系，师傅来告诉你。这植物的名字叫做苍耳，是可以入药的。"朱有德说。

小神农一听说能够入药，立刻再次冲进草堆里，将苍耳连根拔起。他发现苍耳的根为纺锤形。

"师傅，既然您说它能入药，我们就采一些回去吧！"小神农说着就来了干劲，一口气拔下很多棵苍耳。

朱有德则在一边告诉小神农："别看这苍耳能够入药，其实苍耳也是有小毒的，你可要当心啊！苍耳性微寒，味苦、辛，具有散风除湿、通窍止痛等功效。"

"师傅，等一下我们将苍耳带回去，是要直接晒干备用吗？"小神农在一旁问。

"其实新鲜的苍耳也可以入药，可以治疗伤风头痛。只需要将新鲜的苍耳根和叶子捣烂，加一些生姜汁在里面，冷服就可以了。"朱有德在一旁讲道。

"师傅，那您再说说这苍耳还能治疗什么疾病。"小神农又问。

"苍耳除了可以治疗伤风头痛之外，还可以用于治疗皮肤瘙痒、瘰疬结核、鼻衄、感冒、神经性皮炎、风湿性腰腿疼、牙痛、痢疾、疔癣等症。"朱有德讲道。

小神农趁朱有德讲话的间隙，又拔了好几棵苍耳，身上又是一身刺球，这次小神农也懒得摘这些黏在身上的刺球了，抱着苍耳跟着师傅一路高高兴兴地回家去了。

苍耳

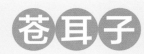

苍耳子

——有小毒的通窍牛虱子

　　小神农和朱有德有说有笑地回到家。回家之后，小神农立刻将怀里的苍耳放在了地上，自己也坐在一旁将身上的小刺球一颗颗摘下来丢到地上。

　　朱有德见到了，便说道："小神农，你怎么将这些小刺球丢掉了呢？"

　　"师傅刚刚不是说这苍耳的根、茎、叶子都能入药吗？那这小刺球还有什么用，难道也能入药？"小神农不解地问道。

　　"那是当然了，你可不要小看了这些小刺球，它们叫做苍耳子，也是一味不错的药材呢！"朱有德一边说，一边帮助小神农摘身上的苍耳子，并且将苍耳子放在一旁的桌子上收集起来。

　　"师傅，这苍耳子能做什么呢？"小神农好奇地又一次仔细看那

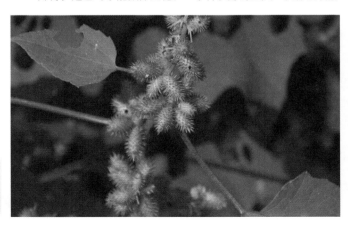

苍耳子

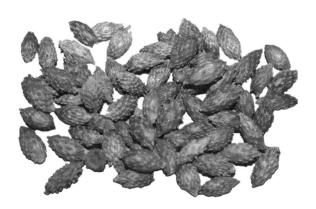

些苍耳子，只见它颜色淡黄，两头稍尖，略呈纺锤状。其凸起的前端带有花柱基。虽然外表有着稍软的倒钩刺，但果壳并不厚，闻一闻它的味道，散发出微微的苦味。

　　"这苍耳子性温，味辛、苦，同样也有小毒，具有通窍止痛、散风除湿等功效。不同于苍耳的用处，苍耳子主要可以用来治疗外感风寒造成的头痛鼻塞、鼻渊头痛、不闻香臭、鼻流浊涕、风湿痹痛、四肢拘挛等症。"朱有德回答。

　　"那看来这些苍耳子还真不能丢掉，丢掉也太可惜了，之前我经常将黏在身上的苍耳子摘下来随意乱丢，还真是太浪费了。"小神农感觉可惜。

　　"现在知道也来得及。好在这苍耳子多得是，你随时想要随时都可以采到。"朱有德笑着说。

　　与师傅朱有德这样一问一答默契地说笑着，小神农深感满足。今天不费吹灰之力就采到一味药材，而且这一味药材还能演变为两种药材，自己的认知也有所增加。他心想，这些药材明明就在自己的眼皮底下，可是因为自己的无知而忽视了它们，太不应该了。

穿心草
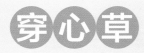

——理气活血的穿钱草

今天，小神农和师傅在山上采药的时候，发现了1株有趣的草药。这株草药高10～30厘米，整株草药光滑无毛，而且茎是直立的，颜色为黄绿色，分枝非常多，只不过都比较柔弱。草药的叶子是对生的，叶柄短小，叶片的形状为卵形。

其实，这株草药最让小神农感到好奇的地方还是它的叶子和茎，因为它的茎是从叶子的中间直接穿过去的，就好像是糖葫芦一样。茎穿过的叶片上面为绿色，下面为灰绿色，叶片表面长有凸出的网状脉。

小神农越看越觉得有趣，这样的草药他还是头一次见到，于是迫不及待地将这株草药拿给朱有德看。

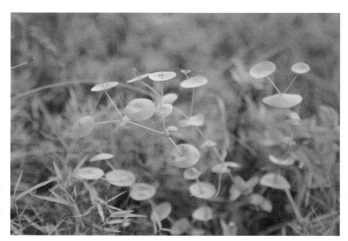

"师傅，您快来看看这究竟是什么草药，它长的样子简直太奇怪了。"小神农将手中的草药递给了朱有德。

朱有德将草药拿在手上一看，便知道是1株穿心草。

"小神农，你来看看这草药的茎与叶子之间是不是很特别？"朱有德问。

"我感觉很像糖葫芦。"小神农点点头说。

"这草药的名字叫做穿心草，你看它的花朵为白色的或者淡黄色的，花朵的形状为钟形，每年的8月份，花一谢就会长出种子。穿心草的种子十分扁平，表面还长有很多网纹，颜色为黄褐色。我们可以采一些种子回去，撒在比较潮湿的岩壁或者石缝当中，明年就可以在家里采收穿心草了。"朱有德说道。

"师傅，那您就给徒儿讲讲这穿心草究竟有哪些功效吧！"小神农眨巴着眼睛问道。

"这穿心草性凉，味甘、苦，具有理气活血、清热解毒等功效，能够治疗心胃气痛、肺热咳嗽、黄疸型肝炎等疾病。此外，它还可以治疗蛇咬伤。"朱有德讲道。

"师傅，这穿心草治疗心胃气痛，有什么特殊的配方吗？"小神农又问。

"只需要用15克穿心草煎水服用即可。另外，想要治疗蛇咬伤，用30克的穿心草煎水服用就可以了，是不是很简单呢？"朱有德笑着说道。

小神农用力地点了点头。小神农这段时间跟着师傅几乎天天都有新的收获，除了认识了很多新的草药，还学习到了很多药理及配伍知识。

罗汉松实
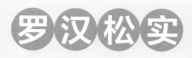

——温中补血的罗汉松果实

这一天，小神农跟着朱有德在树林中采药。他无意中一抬头，看见高大的罗汉松上竟然长出了果实。

"师傅，您快看，这罗汉松上居然结果了。"小神农指着罗汉松上的果实说道。

"罗汉松的果实也是一味药材，叫做罗汉松实。"朱有德说道。

小神农一听说罗汉松实是药材，就立刻准备爬树去采摘。要知道这罗汉松最高可以长到20米高，不过好在小神农今天见到的罗汉松并没有那么高，所以，对于小神农来说爬上去也不算费劲。

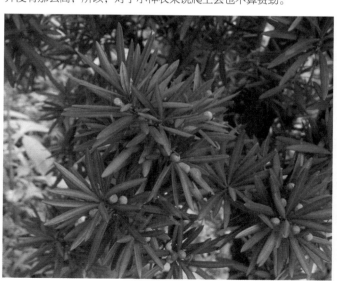

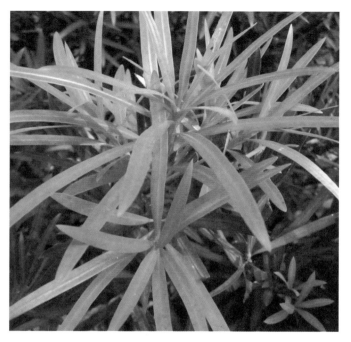

　　小神农麻利地爬到树上，很快就采下了不少罗汉松实，交到朱有德手上。

　　"小神农，我记得我并没有告诉过你这是罗汉松，你是怎么认出来的？"朱有德问。

　　"我是从书上看到的。书上记载罗汉松的树皮是灰白色，树皮表面长有一些浅浅的裂痕，而且树皮会呈薄鳞片状脱落，树枝较短，喜欢横向伸展生长。叶子是螺旋状互生的，形状为长椭圆状披针形或者线状椭圆形，先端比较钝一些，基部比较狭窄，且叶柄也比较小。而且，我还知道它的花朵雌雄同株，结出的果实如同卵形，生有黑色的假种皮，里面的果肉味甜可食。我就是根据这些特点一一对应之后，确定我眼前的就是罗汉松了。"小神农说道。

"不错，你现在都学会活学活用了。只不过你对这罗汉松了解得还不够深刻，比方说这罗汉松实有什么药效吗？"朱有德问。

"这个我还真没有留意，所以，对于这些知识还真是不知道。"小神农不好意思地说。

"这罗汉松实性微温，味甘，具有温中补血、行气止痛等功效，能够治疗贫血、失眠、心急、血虚面色萎黄、胃痛等症。"朱有德讲道。

"原来罗汉松实也可以治疗这么多疾病，那师傅，这罗汉松实要几月份才会成熟呢？"小神农又问。

"罗汉松每年的5月份开花，可是果实成熟的话必须要等到10月份才行。"朱有德回答。

"那就是说罗汉松实并不是一年四季都会有，看来今天我要多采

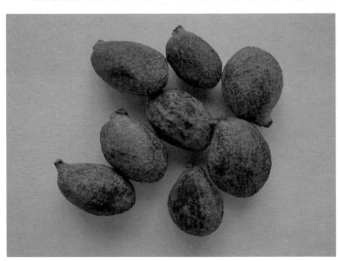

罗
汉
松
实

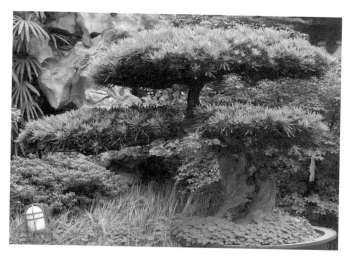

集一点回去备用才行。"小神农仰头看了几眼高大的罗汉松，稍微休息一下，很快又轻松地爬上了树。每一次都采到足够的药材，这就是小神农上山最高兴的事情。

罗汉松实

荷包花

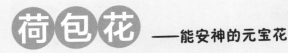

——能安神的元宝花

这一天，镇上一位姓罗的大娘来到朱有德的家中，双手捂着头，表情十分痛苦地说："朱大夫，求求您快点救救我吧！我这头疼得简直受不了了！"

朱有德为罗大娘诊脉之后发现，罗大娘只不过患了偏头痛而已。于是他到药房里找到两味药材，用酒炒热之后，用纱布裹好，敷在了罗大娘的头上。结果，不一会儿的工夫，罗大娘的头就不疼了。

罗大娘千恩万谢地从朱有德家离开，小神农早忍不住了，问道："师傅，您刚刚给那位罗大娘使用了什么灵丹妙药啊？怎么用上后一会儿头痛就好了呢？"

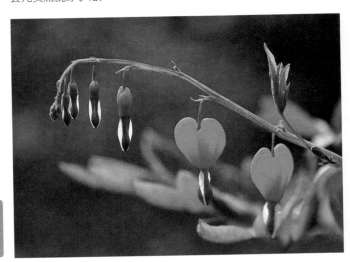

"我刚刚只不过是给她用了一些荷包花叶和花椒而已。"朱有德回答。

"荷包花？那是什么花呀？"小神农对花草一直都很感兴趣，一听说荷包花立刻就来了兴趣。

"这荷包花通常生长在平原、沟谷、灌木丛或者路旁。荷包花的小枝为四棱形，幼时长有一些细小的柔毛，花枝内髓十分坚实。荷包花的叶片为单叶对生，叶片的形状为广卵形或者圆心形，花叶的基部为心形，在花叶的边缘还长有一些细小的尖齿。这种花的花萼颜色为红色，花序为伞状花序，花期在每年的5～11月份。"朱有德讲道。

"师傅，您刚刚说这荷包花能够治疗偏头痛，那它除了偏头痛还能治疗什么呢？"小神农继续问道。

"这荷包花性平，味甘，具有安神、止血等功效，但是不同的部分入药却具有不同的治病效果。荷包花的花朵、花叶以及根都可以入药。可以治疗痔疮、血痔中通、偏头痛、跌打瘀痛、痈肿、心悸失眠、牙痛、乳腺炎、疔疮以及风湿病腰痛等症。"朱有德回答。

"师傅，您刚刚讲荷包花不同的部分入药，可以治疗不同的病症，那您能举例说说吗？"小神农又问。

"好啊！我们就拿着荷包花的花朵和根来说，这两部分入药，都可以用于治疗痔疮，而新鲜的荷包花叶却可以搭配其他草药，外用治疗跌打瘀痛。"朱有德回答道。

"师傅，这荷包花难找吗？"小神农又问。

"这荷包花在很多地方都可以生长，所以，并不算是难找，只要在花期去采摘就可以了。下次我们进山采药的时候，师傅若是看见了一定指给你看。"朱有德笑着说。

小神农用力地点了点头，今天他看见师傅沉着冷静地对待病患，越发佩服师傅，也更加坚定了自己要学好医术的决心。

荷包花

五味子 ——有花椒气味的宁心·安神药物

昨天晚上朱有德就已经吩咐好小神农，今天上山采药一定要采到五味子才行，因为药房里已经没有这味药了。

小神农听了之后立马开始行动，他打算做足功课，明天抢在师傅前面找到五味子，让师傅刮目相看。

小神农和朱有德一早就上山去了，结果在山上找了大半天，依然没有发现五味子的踪迹。心急如焚的小神农开始上蹿下跳，结果还是朱有德率先找到了五味子。

"小神农，你过来看，师傅已经找到了。"朱有德喊着不远处的小神农。

小神农立刻跑到师傅面前，发现师傅真的已经早自己一步找到了五味子。不过说实话，这五味子还真的与小神农想象中有点差别。他

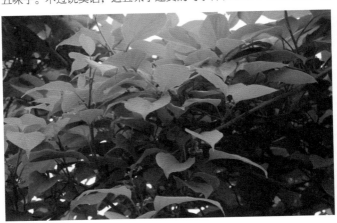

没有想到五味子的藤居然能够长到七八米长，而且茎皮为灰褐色，小枝为褐色。叶子的叶柄比较细长，叶片比较薄，叶子的形状为阔椭圆形或者阔倒卵形，叶子的边缘有一些小齿。叶子表面的颜色为绿色，下面的颜色为淡黄色，闻起来有一股淡淡的芳香。

最让小神农感觉到有趣的还属五味子的果实，这些小小的果实就好像是一串串小葡萄一样，看上去十分可爱。

"师傅，您怎么这么快就找到五味子了呀？"小神农好奇地问。

"这是因为我知道五味子喜欢长在杂木林中的向阳处，而且它会缠绕在其他植物上，所以在植物上寻找它的踪迹就可以了。"朱有德笑着说。

"看来以后我也要多了解一下草药喜欢生长的环境才行，不然找草药永远都比不上师傅速度快。"小神农咬着嘴唇说道。

"既然你昨天晚上已经提前做好功课了，那你给为师讲讲这五味子的功效吧！"朱有德找了一块大石头，在上面坐了下来。

"五味子性温，味酸、甘，具有生津敛汗、敛肺滋肾、涩精止泻、宁心安神等功效。"小神农立刻脱口而出。

"那你再说说这五味子还可以治疗哪些疾病。"朱有德接着问道。

"五味子可以用于治疗体虚汗出、肺肾两虚造成的喘咳、肾虚、消渴等症。"小神农回答道。

"看来昨天晚上的功课没有白做，今天的问题都回答对了。等我们采完药下山之后，让你师娘给你做顿好吃的奖励你。"朱有德摸了摸小神农的头说。

师徒两开心地在这大山里犹如寻找宝贝一样开始了一天的工作。

五味子

大血藤 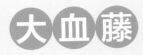——孕妇不宜多服的活血理气药

今天刚上山没有多久,小神农就被一片叶子割到了手。他低头一看,原来这片叶子的边缘都长了很大很大的锯齿。他心想,这叶子上长了这么大的锯齿,自己的手指还没有被割破,也算是走运了。

"小神农,你在那里发什么呆呢?我们今天可要采很多药才行啊!"蹲在一旁认真采药的朱有德提醒道。

"师傅,我见到了一种长相很奇怪的植物,它刚刚还割了我的手一下。"小神农委屈地说。

"是什么植物?师傅来看看它。"朱有德说完就站起身来到了小神农的身边。

朱有德定睛一看,发现割疼了小神农的罪魁祸首原来是大血藤。

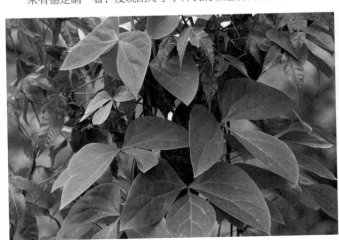

　　大血藤全长2.5～4米，茎光滑无毛，小枝的颜色为紫褐色或是褐色。大血藤的叶子摸上去有革质感，形状为矩圆状倒披针形，或是矩圆形，在叶子的边缘长着一些个头比较大的锯齿。大血藤叶片的上面深绿色，表面有光泽，下面为浅绿色。大血藤在每年的5～7月份会开花，花的颜色为黄色，并且具有芳香。大血藤喜欢生长在溪旁或者山坡上，这可是一味不错的理气药材。

　　朱有德见小神农并不认识大血藤，于是刻意问道："小神农，你认识这株植物吗？"

　　"不认识！"小神农摇了摇头回答。

　　"刚刚割了你手指的植物叫做大血藤。"朱有德说道。

　　"原来这就是大血藤呀！那我可就知道了，大血藤性温，味苦、辛，具有祛风通络、活血理气等功效，师傅，我说得对不对？"小神农立刻说道。

　　"看来你还是了解一些大血藤药性的，只是不认识真身而已。"朱有德笑着说。

　　"上次我在书上看见过关于大血藤的介绍，所以就记下来了一些。虽然我知道大血藤的药效，可是我却不知道大血藤具体能够治疗哪些疾病。"小神农撅着嘴说道。

　　"这大血藤可以治疗贫血、风湿病关节疼痛、吐血、神经衰弱等症。如果用大血藤泡酒的话，还可以治疗风湿疼痛。如果是骨折，还可以将大血藤配合其他药物一起使用，外敷治疗呢！"朱有德说道。

　　"既然师傅您都说大血藤有这么大的作用，它刚刚还割疼了我，我决定将这条长长的大血藤采回家入药！"说完了小神农便开始动手采大血藤了。

大血藤

石菖蒲 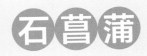——醒脾安神的鸡爪莲

小神农在山上发现了一朵漂亮的白色小花，它的萼片有7～10片，花瓣的形状为长圆形或者长倒卵形，看上去十分漂亮。小神农忍不住将它采了下来，并且插在了自己背篓的边缘作为装饰。

朱有德无意间见到小神农背篓上的白色小花，不禁问道："小神农，你知道你背篓上的白色小花是什么花吗？"

小神农摇晃着脑袋说道："这个我还真不知道，我只是看到这小花长得好看，所以才忍不住采下来1朵。"

"那你看清它长什么样了吗？"朱有德追问。

"看清了呀。它是丛状生长的，分枝上有宿存叶基，不过叶子很薄，没有叶柄，叶片暗绿，呈线形。这花就长在花序柄腋间，梗是三棱形的，花序为叶状佛焰状，长13～25厘米，花朵白色，不过有的还结出了绿色的球形小果实。"小神农说得很全面。

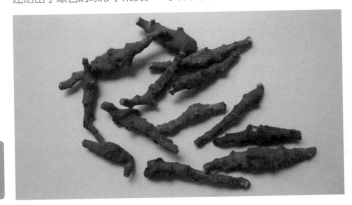

"你快带师傅去你采花的地方吧，看来我们今天找到石菖蒲了。"朱有德高兴地说道。

"石菖蒲吗？原来它长成这个样子？"小神农不解地问。

随后，小神农便将朱有德带到了自己采花的地方，朱有德见地上有一株细长的草本植物，便知道自己没有猜错。

朱有德拿出挖药工具，二话不说就将地上草本植物的根茎挖了出来。小神农见师傅挖药很讲究技巧，他沿着地面横向挖掘表土，挖药的时候很小心，用力不大不小，所以并没有将根茎弄断，一条完整的根茎很快就被挖出来了。小神农看到那根茎是圆柱形，表面的颜色为黄白色，节间比较长，还有很多须状的细根，以及犹如鳞片一样的根痕。

"师傅，您从今天上山的时候就说想要采石菖蒲，那这石菖蒲究竟有什么功效呢？"小神农问道。

"石菖蒲性温，味辛，具有祛风除湿、消食醒脾、解毒、化痰开窍等功效，是不是觉得这药很厉害？"朱有德笑着问道。

"真没有想到，这草药竟然有这么多治病功效。"小神农连连点头。

"石菖蒲可以治疗小儿急惊风、高热抽搐、胸闷腹胀、消化不良、耳聋、多梦、神志不清、心悸健忘等症。"朱有德讲道。

"既然这石菖蒲有这么大的作用，那我们今天就多采一点回去吧！"小神农说道。

"这可有点难度。要知道它们只喜欢生长在山野丛林当中，而且能够入药的部分只有根茎的部分，所以想要多采集石菖蒲可是非常不容易的事情。"朱有德故意吓唬小神农，想看看小神农什么反应。

没想到这话并没有吓到小神农，反而让他更加精神十足，想要挑战这种不太好找的药材。朱有德看着小神农身上的一股拼劲，更加喜欢这个小徒弟了。

石菖蒲

茉莉花

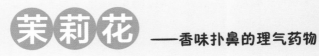

——香味扑鼻的理气药物

今天小神农格外有精神，这是因为朱有德早前培育的茉莉花终于开花了。过去小神农一直听说茉莉花的香味十分好闻，可一直都未曾亲自闻到过。

这下小神农看见茉莉花开了，别提多开心了，恨不得一整天都围着这两盆花转。朱有德见小神农的行为太过幼稚，就在一旁问他："小神农，你一整天都赖在这两盆茉莉花旁，究竟在做什么呢？"

"师傅，我是在观察茉莉花。"小神农一本正经地说。

"那你说说你都观察到什么了。"朱有德问道。

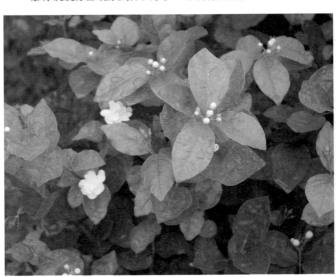

茉
莉
花

"我看到茉莉的叶子是单叶对生的，叶柄比较短而且长有一些短柔毛，叶片为纸质的，形状为卵状椭圆形、阔卵形以及圆形几种形状。茉莉花的小枝是圆柱形的，茉莉花的花序为腋生或者顶生，通常一个花序可开3朵花，且花柄比较粗壮。茉莉花的颜色为白色且具有非常浓郁的香味，蜡质明显，有单瓣的，也有多瓣的。"小神农立刻回答道。

"看来你观察得还真够仔细的。"朱有德笑笑说道。

"师傅，我不仅观察茉莉花比较仔细，我还了解很多关于茉莉花的知识，之前我就看过书了，不信您可以考考我。"小神农拍了拍自己的胸脯，自信地说道。

"那好，我今天就不提问了，换你自己给我介绍茉莉花，我倒要看看你究竟对这茉莉花了解有多深。"朱有德找来一把椅子坐下，并且摆出了一副洗耳恭听的架势。

"那师傅您就听好了。茉莉花性温，味微甘、辛，具有理气止痛、避秽开郁等功效，平时可以用来治疗头晕头痛、湿阻，腹胀泄泻、腹痛腹泻、目赤肿痛、疮疡痈肿、中暑腹痛吐泻等症。"小神农一口气讲出了他所知道的关于茉莉花的所有知识。

"真没想到你还了解这么多关于茉莉花的知识，看来你对这茉莉花还真的是情有独钟。为师以后真要多搬一点花草回来栽种了，这样你才能学到更多的知识。"朱有德满脸笑意地说道。

"师傅，您又开始嘲笑我了。"小神农不好意思地摸着自己的头说。

茉莉花

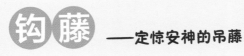

钩藤 ——定惊安神的吊藤

这天一早，师娘早早就做好了早饭，等着朱有德师徒俩起来吃。

"小神农，快起床了，今天外边天气太好了，我们俩早点出发去采药。"朱有德叫醒还在熟睡中的小神农。

小神农一听说要出去采药，立马从床上爬起来。简单洗漱后，狼吞虎咽地吃完早餐，师徒二人就出去采药去了。

师徒俩一路悠闲地走着，小神农不停地左看右看，突然在路边发现了1株奇怪的植物，他立刻大喊："师傅，我有新发现！"

朱有德闻声赶过来一看，原来小神农发现了1株藤本植物。这植

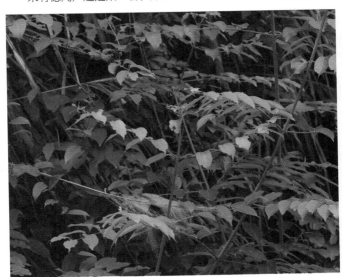

物长约10米，小枝的形状为四方形，表面十分光滑。叶子为对生或者单生，叶子微微向下弯曲，叶子的先端比较尖，为卵状披针形或者椭圆形，叶片表面十分光滑，叶片下方为粉白色。其实，这种外形的藤本植物并没有什么好奇怪的，最让人感觉到奇怪的是，在这株植物每片叶子的叶柄与茎连接的部位，都长有一个好像钩子形状的茎。

小神农指着那个好像钩子一样的茎说道："师傅，您看看这里长出来的东西，是不是好像钓鱼用的鱼钩一样？"

"所以这植物才叫做钩藤啊！这条钩很硬，折断可以看到黄白色的髓部。不过，它的花也很好看，花冠合生，上部分5裂，裂片上有粉状的柔毛，颜色淡黄。"朱有德说道。

"这植物的名字真叫钩藤呀？这名字还真是贴切呢！"小神农不

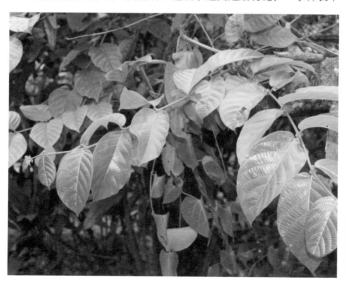

钩藤

禁感叹道。

"这种钩藤是常绿的木质藤本，喜欢生长于路旁、林缘、山野当中，同时它也是一味不错的安神药材。"朱有德讲道。

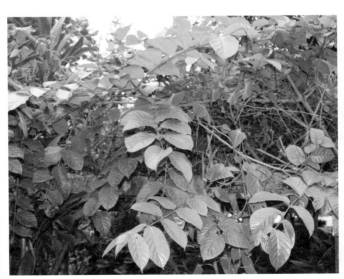

"师傅，那钩藤的入药部分都是哪里呢？"小神农问道。

"钩藤的用药部位是带钩的茎枝以及根部。"朱有德回答。

"师傅，您给我讲讲这钩藤的功效吧！"小神农着急地说。

"钩藤性微寒，味甘，具有清热安神、活血通络等功效，可以用于治疗半身不遂、失眠神昏惊悸、跌打损伤、小儿高热惊厥、高血

钩藤

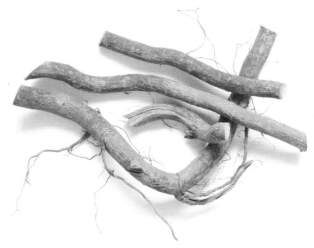

压、偏头痛等病症。"朱有德讲道。

　　"师傅，您说这钩藤能够治疗跌打损伤，那它主要是外用吗？"小神农紧接着又问。

　　"用钩藤来治疗跌打损伤，需要使用等量的酒和水，一起煎煮钩藤，再让病人服下。"朱有德讲道。

　　"太好了，今天我又认识了一种新药材。"小神农高兴地说道。

　　随后，小神农和朱有德又采集了一些钩藤，继续往山上走去。

钩
藤

水杨梅

——安神补虚的水杨柳

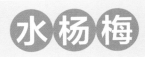

今天，朱有德和小神农几乎在山上忙活了一天。两人身上满是尘土，尤其是挖了草药的双手，更是脏得厉害。晚上准备下山的时候，经过一条小河边，小神农便提议要在河边歇一歇，顺便洗洗手上。

朱有德欣然同意，与小神农一起来到河边。小神农一边洗一边不住地打量起小河周围的情况来。他记得上次师傅告诉过他，在河边附近有一种叫做水杨梅的草药。

小神农仔细审视四周之后，终于发现了水杨梅的踪迹。他迅速将自己手上的泥沙清洗干净，一溜烟地跑过去，将几株水杨梅采了回来。

朱有德看了一眼小神农，笑着问道："小神农，你知道你采的是什么药材吗？"

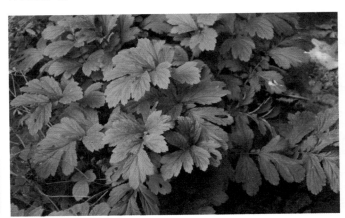

水杨梅

"这个我当然知道了。我采的这个药材叫做水杨梅，上次师傅已经跟我说过了。"小神农笑着回答。

"我记得我跟你说过关于水杨梅的知识，可是你是怎么知道它就是水杨梅的？"朱有德问道。

"我回去查看了医书，医书当中说水杨梅的高为40～90厘米，全身长有刚毛。师傅，您再看看水杨梅的根，它的根比较短，但是却长有很多须根。水杨梅的茎是直立的，形状为圆柱形。叶子上长有长长的叶柄，叶片为羽状全裂或者近似羽状复叶，形状为宽卵形或者菱状卵形。叶子的边缘长有很多大锯齿，侧生的裂片非常小。还有，我还认真地观察了水杨梅的花，它的花冠为黄色，花瓣共有5片。"小神农讲道。

"既然你对水杨梅的了解这么多，那么水杨梅的作用想必你也十分了解了吧？"朱有德问道。

"十分了解谈不上，只是了解一点皮毛而已。"小神农不好意思地说。

"那就给师傅讲讲。"朱有德一副非常期待的样子。

"水杨梅性平，味辛、苦，具有安神补虚、解表散寒等功效，可以用于治疗老年头晕、虚弱、精神不振、骨蒸自汗、虚弱咳嗽、月经不调、感冒、疔疮等症。"小神农答道。

"功课做得不错。现如今你都可以自学了，而且还能够通过自学找到正确的药材，看来你的进步真的很大。今晚要让你师娘做好吃的奖励你。"朱有德笑着起身。

师傅俩今天收获颇丰，带着满满一背篓草药下山去了。

水杨梅

天仙子

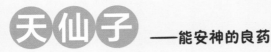

——能安神的良药

其实，在朱有德家的后院以及房屋附近就有不少草药，有一些甚至还是小神农经常看到却并叫不出名字的。

这一天，小神农就在自家附近的荒地上看见一株植物，直觉告诉他，这植物应该就是一种草药。于是，小神农就将这株植物采回家中。

小神农这次没有直接找师傅朱有德询问草药的作用，而是自己对照着医书寻找答案。

小神农仔细观察了一下眼前的植物，这植物的高50～70厘米，闻上去有一股臭臭的味道。整株植物上都有黏性腺毛，而且植物的根

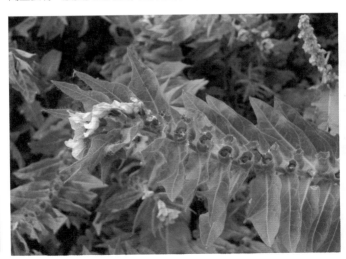

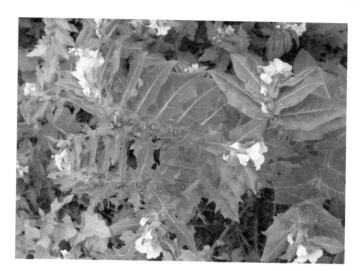

比较粗壮，有肉质感。再看看植物的茎，多数是直立生长，也有少数是向斜上生长的，表面长有柔毛。植物的叶子为单叶互生，形状为卵状长圆形或者长卵形，先端比较尖。

　　观察过植物的外形后，小神农又仔细看了看植物的花。他发现这植物的花为淡黄绿色，花的基部有少许紫色，花萼为杯状，花冠为漏斗状。有一些植物上已经有成熟的种子了，他清楚地看到，种子均为不规则阔肾形。

　　针对这些特点，小神农终于在书上找到了对应的植物。原来它叫做天仙子，每年5月份开花，6月份为果熟期。

　　朱有德见小神农一天都躲在屋子里看书，想要叫小神农出来透透气，结果却发现小神农正拿着一株天仙子看书对照呢！

　　朱有德心里十分高兴，对小神农说道："你对你手上的植物了解了吗？"

天仙子

　　"我只是了解了一点点而已。书上写这植物名叫天仙子，性温，味苦，辛，有大毒，具有止咳平喘、安神、解痉止痛等功效。"小神农对朱有德说。

　　"你可以多收集一点种子，我们就能用天仙子去治疗胃痛、恶疮、跌打损伤、瘀血中通、慢性腹泻等症。"朱有德对小神农说。

　　"师傅，这天仙子有大毒，还可以内服吗？"小神农问道。

　　"当然可以了。治疗胃痛的时候，我们就可以拿少量的天仙子粉末让病人用温开水送服，每天两次就可以了，但是切记用量一定要少。"朱有德讲道。

　　"那天仙子一般都是外用的吗？"小神农又问。

　　"通常情况下，我们是拿天仙子作为外用药的。比如说治疗恶疮的时候，将天仙子烧成灰，然后涂抹在患处；又或者用天仙子研成粉末，外敷在患处治疗跌打损伤等症。"朱有德说道。

　　小神农今天从路边随便采来的草药中学习到了新的草药知识，他十分高兴，也暗暗下定决心要多留意自己身边的草药。

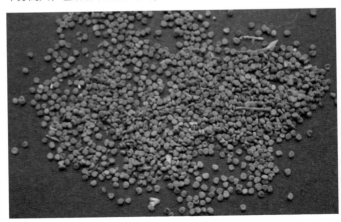

天仙子

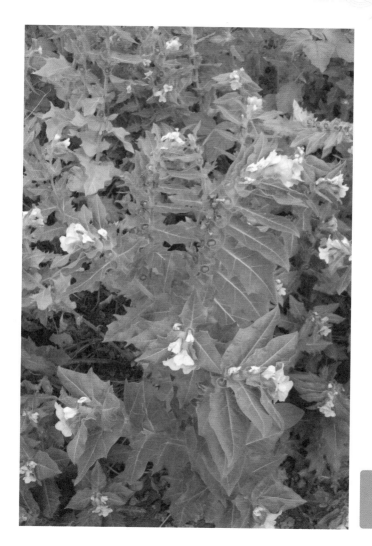

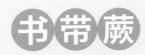

书带蕨
——治疗小儿惊风的良药

清早,朱有德一边吃早餐,一边对小神农说:"小神农,今天师傅要分派给你一个比较艰巨的任务。"

"什么艰巨的任务?"小神农十分好奇。

"师傅现在缺少一味叫做书带蕨的草药,我今天有事走不开,你帮我去采一点回来。"朱有德对小神农说。

"师傅,您快告诉我这书带蕨长什么样子,我这就去帮您采回来。"小神农听完师傅给自己布置的任务,立刻就摩拳擦掌准备要出发了。

"这书带蕨的根茎比较短,是横着生长的,须根比较细密。叶子为丛生,没有叶柄,叶子的形状为线形,先端比较尖,基部比较狭长,摸起来有革质感。叶子的中间凹下去,形成一道狭沟,叶子的下面微微隆起,叶子的边缘是反卷的。"朱有德告诉小神农。

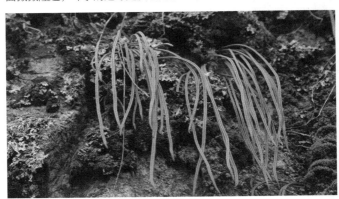

书带蕨

　　小神农虽然听得很认真，可是脑子里却没有一个确切的概念，要知道草药里长成这样的草药数量也不少，万一自己采错了怎么办呢？

　　朱有德看小神农面露难色，于是又告诉小神农："你不用担心，这草药非常好找，因为它们的生长环境比较特殊。书带蕨比较喜欢生长在阴暗的岩石上或者附生在大树上。"

　　"原来这草药生长的环境这么特别。那我知道了，单单凭借这一个特点我就能够快速找到它。"小神农胸有成竹，很快就吃完早饭，独自出发去山里寻找草药了。

　　其实，小神农在听见朱有德说出书带蕨喜欢生长在大树之上的时候，他心中就已经有数了。因为他之前跟着师傅上山采药的时候，无意中见到过一次这味草药，只不过当时并不认识而已。现在，经师傅这样一讲，他立刻就明白这植物的位置了。

　　果然，小神农麻利地爬上山，很快就轻车熟路地找到了书带蕨所在的位置，并且快速采了一些下山回家。

　　"师傅，我已经将书带蕨带回来了。"小神农得意洋洋地挥舞着手里的草药。

　　"速度好快，看来你今天运气不错。"朱有德夸奖着小神农。

　　"其实，我早前就见过这种草药，只是不知道它叫什么名字，也不知道它的药性和药效，但听您一讲，我就想到了。"小神农如实地说道。

　　"这书带蕨性微温，味苦，具有理气、活血、止痛等功效，能够用于治疗胃脘痛、小儿惊风、跌打伤痛等症。"朱有德讲道。

　　事后小神农才知道，原来师傅是要拿书带蕨煎水给一位邻居服用，因为那位邻居患有胃脘痛。小神农真庆幸自己平日里多看了几眼草药，不然还不知道自己的邻居要让病痛折磨多久呢！

书带蕨

野鸦椿 ——能够理气消肿的"鸡眼睛"

小神农比较喜欢带有香气的药材，经常会用鼻子去闻药材的味道，他觉得闻到药香就是一种享受。

朱有德自然知道自己的徒弟喜欢什么样的药材，可是他今天偏偏想要逗一逗这个小徒弟。于是，故意带着小神农在山林里转悠，他要寻一种与香味完全相反的药材。

小神农觉的今天师傅怪怪的，好像在特意寻找什么药材，于是忍不住问道："师傅，您今天要找什么药材呀？要不然您告诉我，我帮您好好找找。"

"不用了，为师已经找到了。"朱有德说完指了指自己前方不远

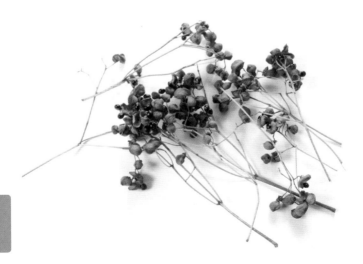

野鸦椿

处的一棵高约6米的小乔木。

　　小神农看了看，这树上的小枝芽的颜色为红棕色。单数羽状复叶对生，每根树枝上有7～11对的小叶，叶片的形状为卵状披针形，叶子的先端比较尖，叶子的边缘长有很多细小的锯齿，摸上去有一种厚纸感。

　　其实，最吸引小神农的还要属这树上的果实。那些果实的颜色为紫红色，远远望去十分醒目。种子接近于圆形，颜色为黑色的。小神农刚要用手上去摘下来，却闻到树上散发出一阵阵恶臭，他立刻捏着鼻子跳开了。

　　朱有德看着看着徒弟有趣的样子，在一旁忍不住笑出声："这野鸦椿可是臭得很，你可要小心啊！"

　　"师傅，您不是在戏弄我吧？这么臭的东西有什么用处呀？"小神农捂着鼻子说道。

　　"你可不要小瞧了这野鸦椿，它虽然散发着恶臭，可却是一味不错的理气药材。"朱有德笑着说。

　　"师傅，这野鸦椿入药部分是哪里？您说我来采就是。"小神农捂着鼻子说道。

　　"这野鸦椿的入药部分可多了，它的根、茎皮、果实、叶子、种子，都能够入药，你挨个采吧！"朱有德说着便坐在了一旁的大石头上。

　　小神农一边垂头丧气地开始动手采药，一边问道："师傅，您还是给我讲讲这野鸦椿的作用吧！我也好分散一下注意力，免得一会儿被臭晕了。"

　　"这野鸦椿性平，味甘，具有理气消肿、平肝、利湿等功效，可以用于治疗气滞胃痛、风疹瘙痒、湿热泄泻、痢疾、偏头痛、风湿痹痛等症。"朱有德讲道。

"师傅，您刚刚说这野鸦椿的用药部分有很多，是不是治疗的疾病也各有不同呢？"小神农问道。

"当然。就拿野鸦椿的果实来说，用晒干的果实煎水服用，就可以治疗气滞胃痛；如果是用野鸦椿的根来煎水喝，就可以治疗湿热泄泻或者痢疾。野鸦椿除了内服，还可以外用。比如用野鸦椿根和香樟根配在一起捣烂之后外敷，则可以治疗风湿痹痛。"朱有德讲道。

虽然今天小神农被这味散发着恶臭的野鸦椿熏得够呛，不过好在他学习到了新的知识，也算是没白遭罪。

野鸦椿

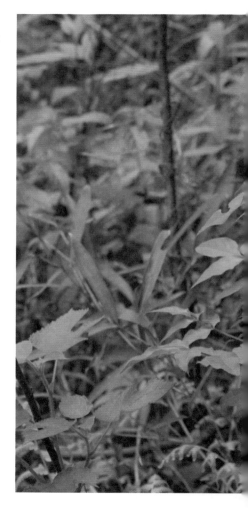

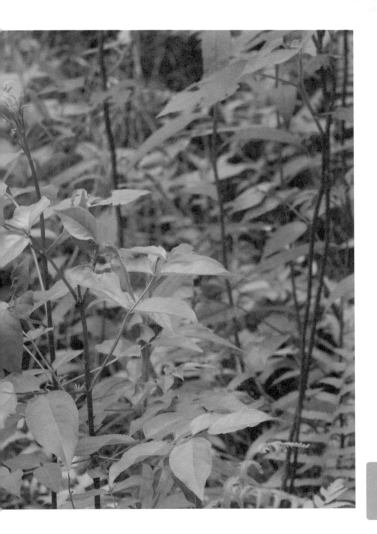

野鸦椿

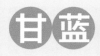

甘蓝——餐桌上的治病良药

　　朱有德家的院子里种了很多蔬菜，今天晚餐中的炒甘蓝，就是朱有德让小神农从自家菜园里新摘下来的。

　　"师娘，我最喜欢您炒的甘蓝了，真的是太好吃了。"小神农一边往嘴里塞甘蓝，一边赞不绝口地夸赞师娘的手艺。

　　师娘对小神农的夸赞十分受用，她高兴地说："小神农，喜欢吃就多吃点，咱家菜园里还有很多，我再给你炒就是。"

　　朱有德却说："小神农，这几天你已经吃了不少甘蓝了，对它了解多少呢？"

　　小神农眨了眨眼睛，笑着说道："师傅，这个您可考不倒我。我对甘蓝的了解还是挺多的，谁让我这么喜欢吃它呢。"

　　"好呀！那你就给我说说甘蓝的特征吧！"朱有德对小神农说道。

　　"甘蓝的表皮上长有白色的粉末，基生叶阔大。甘蓝的叶子肉质，非常厚，形状为长圆形或者倒卵形，叶片长度一般在15～40厘米。包裹在甘蓝最外部的叶片呈现绿色，而甘蓝的内部叶片颜色则为白色。"小神农认真描述着甘蓝的模样。

　　"甘蓝比较常见，这些外形特征相信很多都知道。你再说说甘蓝的药用及功效。"朱有德说道。

　　"甘蓝可以入药的部分是甘蓝的茎叶，它性平，味甘，具有温理、补益扶正、散结止痛、清利湿热等功效。"小神农回答道。

　　"那你知道甘蓝都可以治疗哪些疾病吗？"朱有德又问。

　　"用新鲜的甘蓝捣烂之后，取汁与蜂蜜调和在一起给病人服用，

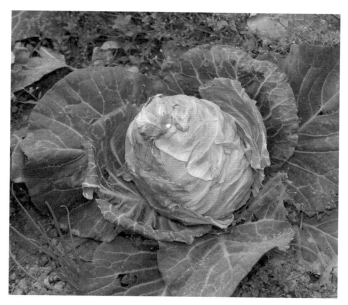

可以治疗脘腹疼痛；如果是患有肾虚腰痛的人，多吃炒的新鲜甘蓝也可以起到治病的效果。此外，将新鲜甘蓝在锅里炒热之后，再敷在患处，可以治疗胁痛。"小神农轻松就列举出甘蓝的用法。

"嗯，你说得不错，看来之前没少看书。"朱有德笑着说。

"其实，我只不过是跟在师傅身边太久了，看师娘平时总是喜欢做甘蓝，师傅您还会经常推荐给周围的邻居，让邻居多吃甘蓝养生，我渐渐也就耳濡目染学会了。"小神农笑着说道。

甘蓝

松针

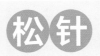

——随处可见的治疗失眠的良药

这一天，朱有德带着小神农来到一片松树林当中。小神农特别喜欢松树，因为它一年四季都是绿色的，不会像其他树木一样到了冬季就凋零了。

小神农欢快地在松树林里跑了起来，结果一不小心，脚下被绊了一下，身体立刻向前踉跄了几步，直接扑在一棵松树上。

"哎呀！好痛啊！"小神农捂着手掌说道。

"被松针扎的滋味不好受吧？"站在一旁的朱有德笑着问道。

"当然不好受了。师傅您看看这松针，难怪人们给它取这样一个

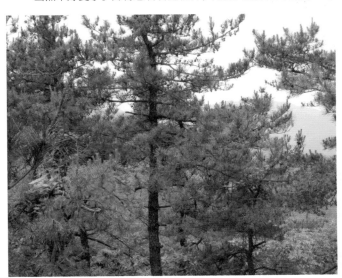

名字呢，锋利得跟针一样，扎在身上好疼啊。"小神农委屈地捂着手掌。

"这松针虽然扎人，但却是一味不错的安神药材。"朱有德对小神农说。

"松针还能入药？"小神农不解地问。

"那当然了，你闻闻松针有什么味道？"朱有德对小神农说。

小神农摘下几根松针后，放在鼻子下面闻了闻，发现松针的味道与松树的味道如出一辙，都具有一股特别的香味，这种香味也是小神农所喜欢的。

"师傅，松针真好闻。"

"别只顾着闻味道，仔细观察特征是很有必要的。"朱有德提醒说。

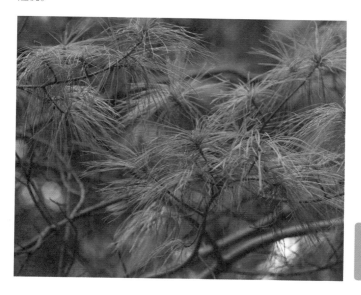

松针

"我当然会观察呀，它不就长在松树上吗？松树一年四季常绿，树皮灰褐，有深纵裂，树冠广阔，新枝淡绿，老后变灰白。短枝上的叶子簇生，长枝上的叶子螺旋散生，其叶状如同针状。不过，松树也会开花，而且是雌雄异株，球状花序生于叶腋或短枝顶。它的雄花为柔荑花序，而雌花则带长梗。雌花梗端有1~2个盘状珠座，每座生1个胚珠，最后发育成核果，近球形。种壳内可见膜质，以及无苦味种仁。"小神农像背书一样，流利地说出了松树的特征。

"不错，说得非常好。师傅再告诉你，在《名医别录》当中就有关于松针的介绍，书中写松针'主风湿疮、生毛发、安五脏'。所以我平时也会用它来治疗疾病。"朱有德说道。

"师傅，您快详细介绍一下松针的药性，我也好多采一些带回去。"说着小神农便开始动手摘松针。

朱有德说道："松针性温，味苦，具有安神、祛风、通络等功效。一般情况下，我会使用松针来治疗失眠多梦、流感、跌打损伤肿

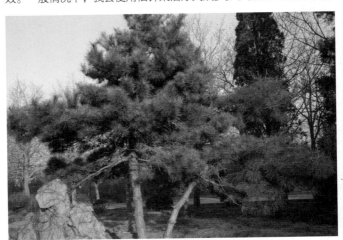

松针

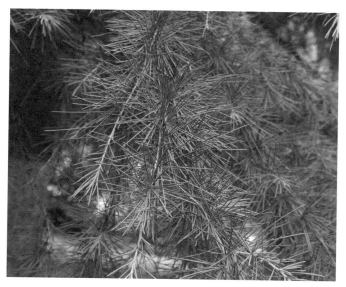

痛以及风湿筋骨疼痛等症。"

　　"师傅，用松针治疗跌打损伤时是外用吗？"小神农继续追问道。

　　"可以用松针配以其他中药材，一起放在酒中浸泡，之后再通过喝药酒来治病。"朱有德说道。

　　"原来是这样啊！看来我这次没有白白被扎一回，又学习到了一味新药材。"小神农心满意足地说。

松针

苏铁叶

——温里止痛的铁树叶

　　这一天，有两兄弟特意来朱有德家答谢他的救命之恩。因为知道朱有德从来不收财物，所以这两兄弟辛辛苦苦从大老远的地方搬来了两棵铁树。

　　小神农还是第一次见到铁树，整个人都兴奋起来了，立刻跑到铁树跟前，上下左右地认真观察，生怕自己遗漏了什么重要的信息。

　　小神农发现这铁树并不高，大概1米的样子，它的树干非常坚硬，与普通树木的叶子也完全不同，倒是与之前扎自己的松针有些相似。只不过铁树的树叶可要比松针坚硬多了，而且铁树叶先端十分尖锐，扎到皮肤后会感觉有很强烈的刺痛。叶片颜色深绿，且树叶表面十分光滑，富有光泽，摸起来有一种厚重的革质感。

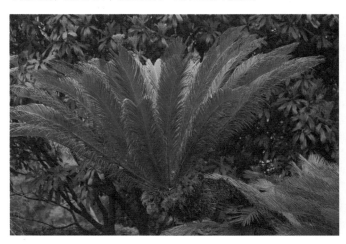

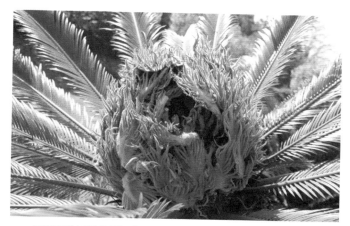

　　虽说这铁树长得怪怪的，但是小神农还挺喜欢的，尤其是放在院子里格外好看，小神农终于明白为什么有那么多人喜欢将铁树种在院子里了。

　　"小神农，你已经在铁树面前看了半天了，你在研究什么？"朱有德笑着问道。

　　"我在想这铁树是不是也能够治病。"小神农若有所思的表情，让朱有德捧腹大笑。

　　"既然你觉得铁树有治病的本事，那你还不快点去找医书查查？"朱有德一边笑，一边提醒道。

　　小神农听完，一溜烟跑进屋子里看书去了。结果他在书上发现，原来铁树的树叶叫做苏铁叶，也是一味不错的理气药材。

　　小神农看了半天，终于将苏铁叶的功

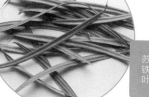

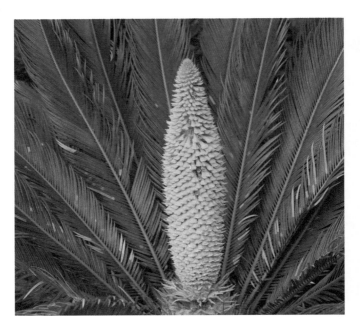

效弄明白了。

朱有德见小神农走出来时一副胸有成竹的样子，于是便想考一考他。

"小神农，你也看了不少关于苏铁叶的书籍了，为师考考你怎么样？"朱有德问道。

"当然没有问题了，我刚刚可是博览群书了。"小神农自信地回答。

"那你就给我讲讲这苏铁叶的知识吧！"朱有德坐下慢慢听。

"苏铁叶性平，味甘、淡，有小毒，具有

苏铁叶

理气止痛、消肿解毒、散瘀止血等功效。用苏铁叶可以治疗妇女经闭、肝胃气痛、跌打肿痛、吐血、小儿消化不良等疾病。"小神农一口气介绍完苏铁叶。

朱有德对小神农的回答还比较满意，于是又问："既然你了解了那么多关于铁树的知识，那以后这两棵铁树就交由你来打理了。"

小神农用力地点了点头，照顾药材对于小神农来说并不是一件让他烦恼的事情，因为他觉得照顾药材的过程中自己可以了解更多关于药物的知识。

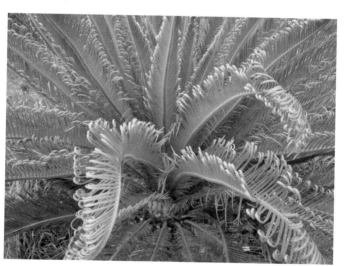

苏铁叶

6666666777777

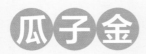

瓜子金 ——能够安神的金锁匙

今天一大早，朱有德和小神农就动身上了山。不过，朱有德时刻不忘训练小神农自己寻找草药的本领。

"小神农，你最近也读了不少医书，相信你一定对草药知识又有了新的认识。今天师傅就考考你的眼力，在我们附近有很多草药，你找出一两种来给师傅看，并且说出草药的功效。"朱有德对小神农说。

小神农见师傅要考自己，一下来了精神，干劲十足地在周围找了起来。说实话，最近小神农还真没少看书，所以他觉得在周围找出一两种草药并不是什么难事。

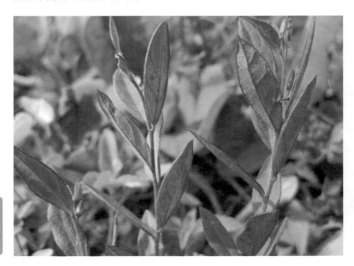

瓜子金

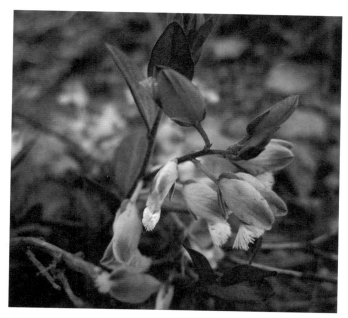

　　很快，小神农便在山坡上看见了一株草药。这草药的高度大约为15厘米，草药的茎上长有很多分枝，茎的颜色为紫色，表面有细小的柔毛。草药的叶片为互生，形状为卵状披针形或者卵形，叶子的先端短尖。草药上还有很多小花，一株草药上能够开出6～10朵互生的小花。花朵共有3片花瓣，有5枚萼片，中间还有一枚呈现龙骨瓣状。

　　小神农小心翼翼地将草药连根拔出，交到师傅的面前，并且说道："师

瓜子金

傅，我已经采到了一味草药了。这草药的名字叫做瓜子金，也叫做小远志，对不对？"

"嗯，你说得没有错，那你知道这草药的用药部分吗？"朱有德问道。

"这草药无论是新鲜的，还是干燥的都可以入药，入药部分为全草和根。"小神农十分自信地回答。

"那你再介绍一下这草药的药性吧！"朱有德说道。

"瓜子金性寒，味苦、甘，具有清热解毒、安神、化痰止咳等功效，可以用于治疗关节肿痛、蛇咬伤、咽喉肿痛、小儿惊风、失眠、健忘、痢疾、风湿性关节炎、泌尿系统结石等症。"小神农回答得十分果断。

"回答得非常好。既然你说这瓜子金能够治疗蛇咬伤，那你再来

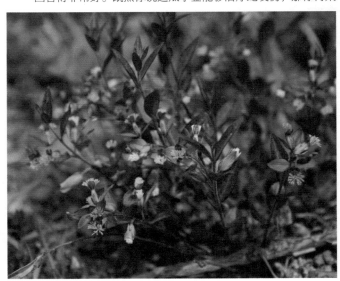

瓜子金

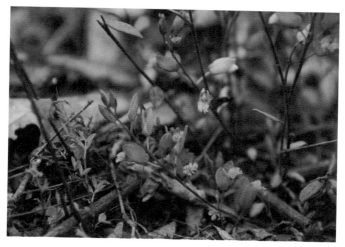

说说要用什么办法治疗呢。"朱有德继续追问。

"可以将新鲜的瓜子金切碎捣烂，如果是在野外没有工具，还可以用嘴嚼烂，之后放一点泉水绞成汁内服，剩余的药渣可以外敷到蛇咬伤的患处。"小神农回答。

小神农的回答获得了朱有德的连连称赞。这一天小神农接二连三地采到了很多草药，并且对朱有德的提问对答如流。朱有德觉得小神农这段时间进步非常大，自己也十分高兴。

瓜子金

金橘 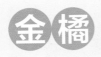——含有丰富维生素C的解郁理气药

去年，朱有德在自家院外栽种了两棵金橘树。今年6月份的时候，金橘树就开了一些白色的小花。小神农早就巴望着金橘树快点结果了，只是没想到，这两棵树又让他足足等了半年的时间，一直到了12月份，才结出了果实。

小神农看着金橘树上的果实就忍不住流口水，于是，他迫不及待地将树上已经成熟的金橘采了下来。

"师傅，您来尝尝这金橘的味道怎么样。"小神农将自己采下来的金橘递给朱有德吃。

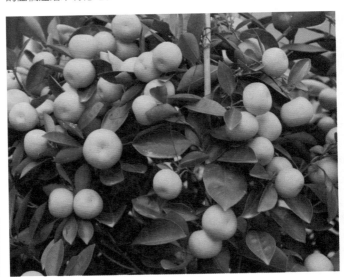

朱有德笑着说道："你早就巴望着金橘能够早点成熟，相信你对金橘的知识也是了解了不少吧？"

"师傅，我不仅了解金橘，我还对我们家门外的两棵金橘树十分了解，要知道我几乎天天都要过去看呢！"小神农一边吃着金橘一边说道。

"那就来说说你所了解的金橘吧！"朱有德说道。

"金橘树可以长到3米高，树枝比较密集，树叶为单叶互生，叶片顶端有关节。金橘叶子用手摸上去有革质感，形状为长椭圆形或者披针形，先端比较钝，边缘为微波状。金橘树在开花的时候，常常是2～3朵簇拥长在新枝叶腋上，花萼有5片，颜色为绿色。金橘的花朵颜色为白色，花瓣为5片。金橘的果实形状为圆球形，表皮为金黄色，摸上去比较平滑。"小神农认真讲述着自己所观察到的金橘。

"看来你观察得非常仔细，那下面你再说说金橘的药效吧！"朱有德又说。

"金橘性温，味辛、甘，具有消食化痰、理气解郁、醒酒等功效，可以用于治疗胃脘痞闷、胃脘作痛、吞酸食少、百日咳、饮酒伤胃口渴等症。"小神农回答道。

"那新鲜的金橘都可以治疗哪些疾病？治疗方法是怎样的？"朱有德说。

"新鲜的金橘如果是煎水服用，可以治疗胃痛；如果将新鲜的金橘浸泡在蜂蜜当中，每天饭后吃几个，还可以治疗吞酸食少。"小神农说道。

"功课做得不错，不过这金橘也不能吃的太多，否则胃口吃不消！"朱有德提醒小神农说道。

"遵命！"小神农和师傅朱有德的笑声充满了整个小屋。

金橘

枸橘
——带有独特味道的雀不站

朱有德和小神农到外边出诊，中午两人在一家小饭馆里吃饭。等待上菜的间隙，小神农便孩子气地在小饭馆附近周围玩耍。他发现路边有一些小乔木，这些小乔木分枝非常多，小枝的形状为扁压状，茎枝上长有很多粗大的棘刺。小神农忍不住走上去仔细观察，他见树上的叶子呈倒卵形或者椭圆形，叶子的先端微微向下凹，叶片的边缘有很多细小的锯齿，表面还有一些半透明的油腺点。树上结有几颗没有成熟的球形小果，直径3～5厘米，顶端平宽，蒂部稍稍隆起，皮与桔子差不多，但带有小茸毛，细闻还有香味。小神农不知道这是什么果实，于是就摘下来一个，拿回去给朱有德看。

"师傅，您来看看这是什么果子呀？"小神农将自己刚刚摘到的果子递给朱有德看。

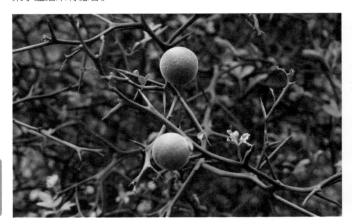

枸橘

朱有德接过果子一看，便知道了。

"你给我看的这果子是枸橘，也是具有药用价值的中药。"朱有德说道。

"可惜这果子还没有成熟，也不知道要到什么时候才能够成熟。"小神农有些遗憾地说。

"这枸橘成熟后与橘子差不多，通体橙黄色，皮很易剥，里面有10～12瓣瓤，果肉多汁爽脆。不过想要入药，就必须要用还没有成熟的果子才行，或者直接用幼果来入药，成熟了就不行了。"朱有德笑着对小神农说。

"太好了，刚刚我看见路边有好几棵枸橘树，回头我们采一点回去吧？"小神农说道。

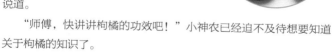

"好啊！这枸橘可是一味不错的理气药材，我们家还真的缺少枸橘。"朱有德说道。

"师傅，快讲讲枸橘的功效吧！"小神农已经迫不及待想要知道关于枸橘的知识了。

"枸橘性温，味辛、苦，具有理气止痛、疏肝和胃、消积化滞等功效，可以用于治疗食积不化、胃脘胀痛、疝气肿痛、跌打损伤、乳房肿块、便秘、子宫脱垂、闪腰岔气、瘰疬等病症。"朱有德讲道。

"看来这绿色的果子还真是作用不小，而且闻起来也有一股芳香的气味，回头我一定要多采一点带回去。"小神农拿着手中的枸橘不断看着。

小神农觉的每次跟师傅朱有德出来都会有收获，今天不仅跟师傅出诊不仅学习到了不少医药知识，还认识了新的药材——枸橘，真是收获不小。

枸橘

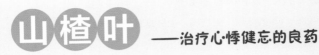

山楂叶 ——治疗心悸健忘的良药

小神农今天独自到镇上采买食物，回来的时候正好遇见了张奶奶的儿子，对方给了小神农不少山楂，小神农高高兴兴地带着山楂回了家。

"师傅，您看我带回来了什么？"小神农迫不及待地跟朱有德说。

朱有德看了看小神农手里红彤彤的山楂后，问道："这山楂是你买回来的吗？"

"不是，是邻居张奶奶的儿子送给我的。他说他家有很多山楂树，说如果您喜欢吃就让我去他家再采一点回来。"小神农对朱有德

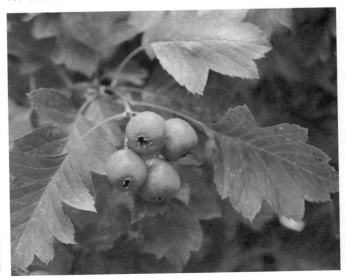

山楂叶

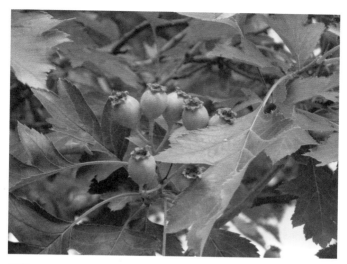

说道。

　　"那最好不过了，等一下你就去他家采一点山楂叶回来，正好我要用。"朱有德对小神农说。

　　小神农觉得自己耳朵出了问题，因为自己刚刚好像听见师傅说的是采山楂叶，而不是说采山楂。

　　小神农问道："师傅，您刚刚让我去采一点山楂叶回来？"

　　"对呀！你可不要小瞧了这山楂叶，它可是一味不错的药材呢！"朱有德对小神农说。

　　小神农立刻听从朱有德的吩咐，赶到张奶奶的儿子家讨要山楂叶。小神农也认真观察了这些山楂叶，他发现这些叶片的形状为阔卵形或者三角卵形，长6～12厘米，宽5～8厘米。叶片的先端比较尖，基部为宽楔形，叶子的表面有光泽，但是叶子的背面却长有一些柔毛。而且，在叶片的边缘还长有很多不规则的锯齿，长在灰褐色的树枝上，生机勃勃。只不过，与那些球状的山楂果相比，小神农还是喜欢后者。山楂果圆圆的，顶端下陷，带有残存花萼，浑身红通通的，布满了黑色的小"雀斑"，样子真是可爱。

小神农采了很多山楂叶，大汗淋漓地将这些山楂叶带回了家。

"师傅，山楂叶已经采回来了，可惜我没看到山楂开花是什么样的。"小神农擦了擦头上的汗说道。

"山楂每年5～6月开花，花序为复伞房状，花柄及花序梗上都有长柔毛。它的花朵白色，带有微微的香气，倒是挺好看的。"朱有德说。

"那您为什么不要果实不要花朵，偏要叶子呢？您能跟我讲讲这山楂叶的知识吗？"

"山楂叶性平，味酸，具有活血化瘀、理气通脉、化浊降脂等功

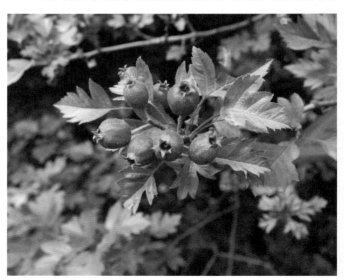

山楂叶

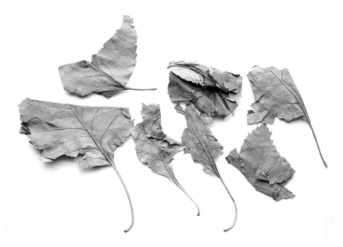

效，可以用于治疗胸痹心痛、胸闷憋气、气滞血瘀、眩晕耳鸣、心悸健忘、高脂血症等病症。"朱有德讲道。

"师傅，这山楂叶要怎么使用呢？"小神农又问。

"等一下你将这些山楂叶中的杂质清除干净，放在外边阴凉干燥的地方晾干就可以入药了。使用的时候可以搭配其他药材一起入药，平时在喝水的时候也可以放上几片，这样也可以起到保健养生的功效。"朱有德告诉小神农。

小神农高兴地将所有的山楂叶倒在桌子上，细心地将山楂叶中的杂质去除干净，心里也无限感激师傅又教会了自己新知识。

山楂叶

首乌藤

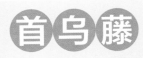

——能够治疗失眠多梦的夜交藤

冬季，山上能够采集到的草药少之又少，小神农和朱有德已经有一段时间没有上山了。这一天，朱有德的药房里缺少一味叫做首乌藤的药材，所以，他们不得不上山寻找。

朱有德带着小神农在山上找了很长时间，总算是功夫不负有心人，找到了首乌藤。

小神农仔细观察，他发现师傅采到的首乌藤已经十分干燥了，首乌根细长，在根的末梢还长有比较肥大的根块，根块的表面为红褐色至暗褐色。首乌藤的叶子为互生，并且长有长长的叶柄。每片叶子长4～8厘米，宽2.5～5厘米，叶子的先端比较尖，基部为箭形或者心形，边缘呈波浪形。

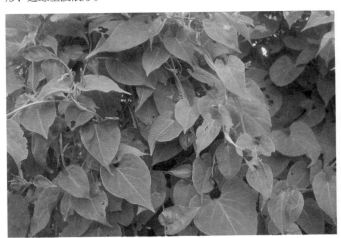

首乌藤

　　小神农稍微一用力，首乌藤就被折断了，折断后的首乌藤断面为紫红色，并且有明显的导管孔。小神农伸出舌头舔了舔，发现首乌藤的味道有一点苦涩。

　　"师傅，这首乌藤可以直接拿回去入药吗？"小神农问道。

　　"我们现在采到的已经是干燥的首乌藤了，所以，回去只要将里面的杂质清理干净，就可以直接入药了。如果采集的是新鲜首乌藤，回去之后不仅要将杂质清除干净，还要洗净后切段晒干才能够入药。"朱有德说道。

　　"师傅，您采这首乌藤究竟要做什么用呢？"小神农对首乌藤的药效并不了解。

　　"首乌藤性平，味甘，具有养血安神、祛风通络等功效，最近张奶奶说她夜里睡觉的时候总是失眠多梦，所以我们采集一些回去给她配药。"朱有德对小神农说。

　　小神农帮助师傅采集了很多首乌藤，回去的路上问道："师傅，这些首乌藤除了能够治疗失眠多梦之外，还能够治疗什么疾病呢？"

　　"首乌藤除了可以治疗失眠多梦，还可以治疗风湿痹痛、血虚身痛，如果是外用还可以治疗皮肤瘙痒。"朱有德说道。

　　"师傅，您说首乌藤能够治疗皮肤瘙痒，那是直接用它煎水之后擦洗患处吗？"小神农继续追问。

　　"是呀！这些方法你都要熟记，以后遇见有人患有这些病症，你都可以用这些简单的方法处理。"朱有德一边走一边告诉小神农。

　　师徒两一路上都在谈论关于中药的事情，小神农在朱有德眼中不仅仅是徒弟，还是一个忘年交。

首乌藤

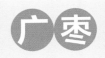

广枣
——具有保护心·脏功能的果实

　　小神农和朱有德在山谷中走累了，就提议要找个地方休息一下。于是，师徒二人就坐到了一棵大树下休息。这里的土壤比较松散湿润，小神农特意细心地在地上铺了一些树叶，以免泥土弄脏师傅的衣物。

　　小神农坐在树下仰头观看，发现自己所依靠的大树树皮是灰褐色的，稍微剐蹭之后树皮会呈片状剥落。树木的小枝为紫黑色，上面有很明显的皮孔。叶子为对生，形状为椭圆形或者长圆状披针形，叶子的先端比较尖。

　　最让小神农惊喜的还是这棵树上的果实，它们是一些卵状或者椭圆形的黄色果实，看上去好像十分好吃的样子。

　　"师傅，您看这树上有一些果实，我想摘下来尝尝，可以吗？"小神农问道。

　　"这个是广枣，也叫做人面子，是可以吃的。你若是想尝尝就摘一点下来吧！"朱有德说道。

　　小神农立刻熟练地上树，很快就摘下了不少广枣。小神农将广枣在衣服上蹭了蹭，递给朱有德，让师傅先吃。

　　朱有德笑着接过小神农递过来的广枣吃了一口，味道酸甜可口。

　　"师傅，这广枣的味道可真好。等一下我多摘一些回去给师娘也尝尝吧！"小神农说道。

　　"多摘一些回去留着入药也是不错的。"朱有德说道。

　　"师傅，这广枣也能入药吗？它都有哪些功效呢？"小神农一边吃，一边还不忘问问题。

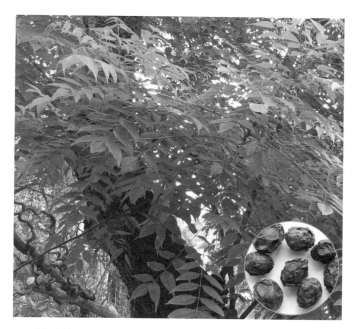

"广枣性平，味甘，具有养心、安神、行气活血等功效，可以用于治疗气滞血瘀、心悸气短、心神不安、胸痹作痛等症。"朱有德讲道。

"师傅，广枣入药需要等成熟的时候吗？"小神农接着又问。

"每年的8～10月就是广枣成熟的季节，这个时候将广枣摘下来，去除杂质，晒干之后就可以入药了。广枣树一般都喜欢生长在土壤比较疏松湿润的地方，它的适应力非常强，所以你看这棵树长得多茂盛。"朱有德笑着说道。

朱有德说话间小神农已经身手利落地摘下了不少广枣，看来今天来山谷的收获还真是不小。

广枣

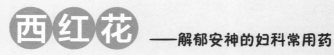

西红花

——解郁安神的妇科常用药

朱有德家的药房里存着很多种草药，小神农平时不上山采药的时候，多半会呆在药房里了解药材。

这一天，小神农在药房发现了一味特别有趣的药材，它的颜色十分惹人喜爱，是深红色细丝状的药材。小神农好奇地翻看医书，原来这药材叫做西红花。

"师傅……师傅……"小神农手里拿着一小撮西红花找到了朱有德。

"什么事这么慌张？"朱有德连忙问道。

"师傅，您看我手中的西红花是不是特别漂亮？"小神农摇晃着手中的西红花说道。

"赶快把这西红花给我放回去，这药材可珍贵得很呢。"朱有德

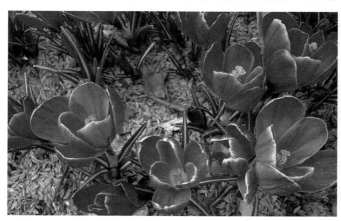

西红花

严肃地说道。

　　小神农伸了伸舌头，快速将西红花放了回去。回来后，他接着头问道："师傅，您为什么说这西红花很珍贵？是因为它很难采到吗？"

　　"其实，这西红花一般都是国外才有，我们国家虽然也有人栽种，可是并没有野生的西红花，所以才比较珍贵。"朱有德回答。

　　"师傅，我刚刚拿到的西红花看上去样子很奇怪，难道它的花就长成这样一丝一丝的吗？"小神农好奇地问道。

　　"刚刚你拿的西红花其实是花柱头的部分，所以才会比较细。西红花的叶片呈线形，叶子的边缘是反卷的，表面长有一些细细的柔毛。花朵为顶生，花茎十分细长，花瓣为6片，花瓣的形状为倒卵圆形，花朵的颜色为淡紫色。每朵花上都长有3根柱头，这些柱头长长的下垂到花朵外，颜色也为深红色。这就是西红花完整的样子了。"朱有德讲道。

　　"原来西红花这样的，一朵花上只有3根柱头，难怪师傅您说这西红花十分珍贵了。"小神农说道。

　　"你也看了一些书了，你不妨说说自己对西红花的了解吧。"朱有德问道。

　　"西红花性平，味甘，具有活血调经、凉血解毒、散郁开结等功效，可以用于治疗痛经、胸膈满闷、惊恐恍惚、跌打损伤、温病热入营血、发斑、发疹等症。"小神农回答。

　　"看来你对这西红花还真是了解得不少，那你知道西红花在使用过程中都需要注意些什么吗？"朱有德又问。

　　"西红花既可以内服也可以外敷，在使用的过程中一定要注意用量，用量不宜太多，否则病人身体会受到伤害。"小神农回答。

西红花

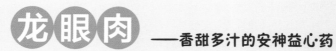

龙眼肉
——香甜多汁的安神益心·药

朱有德的邻居家种了一些龙眼树。现在正值8月，是龙眼成熟的季节，邻居一大早就采了不少龙眼送给朱有德师徒尝鲜。

小神农见到有吃的自然非常开心，口水都快流出来了。

朱有德问："小神农，你喜欢吃龙眼吗？"

"当然喜欢吃了，龙眼多甜啊！"小神农点了点头回答。

"那你对龙眼了解多少呢？"朱有德又问。

"师傅，这您可就问对人了，龙眼我还是很了解的。就拿这龙眼肉来说吧！龙眼肉性温，味甘，具有补气血、安神、益心脾等功效。"说完，小神农剥了一颗龙眼放在嘴里，满足地吃了起来。

"那你再来说说这龙眼肉还能够治疗哪些疾病。"朱有德说。

"龙眼肉可以用来治疗心脾虚损造成的失眠、健忘、心悸等症，

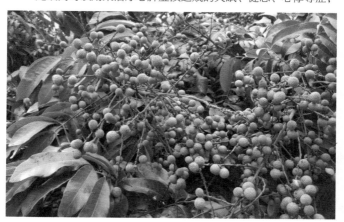

还可以治疗小儿泄泻、血虚造成的面色萎黄、舌淡脉细等症。"小神农回答。

"你对龙眼肉的知识了解了不少，那你知道龙眼树长成什么样子吗？"朱有德对小神农说。

"龙眼树……这龙眼树……我好像没有仔细观察过。"小神农低下头小声说道。

"光知道吃龙眼肉不知道龙眼树长成什么样子怎么能行呢？等下你就去邻居家好好观察一下。"朱有德用严厉的表情看着小神农。

小神农一刻都不敢耽误，立刻来到邻居家。龙眼树就在邻居的院子里，小神农走近龙眼树仔细观察了一下。他发现龙眼树的叶子为双数羽状复叶，互生，小叶2～5对，都是互生的。他用手摸了摸叶子，发现叶子的质地为革质，叶片的形状为卵状披针形或者椭圆形，叶子的先端有的比较短尖，有的比较钝，叶片的边缘为波浪形。龙眼树的幼枝颜色为锈色，表面长有一些柔毛。

现在龙眼树上已经硕果累累，那些龙眼果实的形状为球状，外皮为黄褐色，表面比较粗糙，但是肉质比较白皙，并且有一颗黑褐色的果核。

小神农认真观察后，立刻回家跟朱有德汇报自己观察的结果，并且认真复述了一遍自己所观察到的龙眼树。

朱有德告诫小神农："我们在认识药材的时候，不能够只单纯地认识药材的外表，还要知道药材是从哪里来的，生在哪里，只有知道这些，你才能够算真正认识了一种药材。"

师傅的话小神农时刻铭记在心，他也立志要做一个像师傅一样的知识渊博的人。

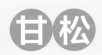 ——长在高原上的理气止痛药

朱有德的一位好友千里迢迢来看望朱有德，并且给朱有德带来了一味好药，名叫甘松。朱有德为了款待这位好友，特意让小神农去镇上买了很多菜。

中午，朱有德的妻子做了满满一桌子的菜，要好好款待这位朋友。大家落座后，客人就将这次带来的药材甘松拿了出来。

当甘松刚被拿出来后，小神农马上闻到了一股非常强烈的松节油的香气。小神农立刻说道："这是树根吗？"

"这不是树根，这是草本植物的根和根茎。"客人说道。

"原来如此，那它一般都生长在哪里？"小神农问道。

"甘松一般都生长在海拔3500～4500米的高山地区的草原河边，

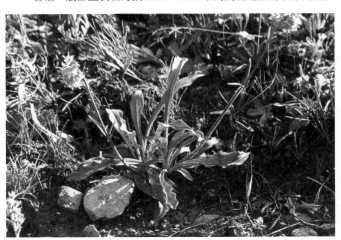

所以，想要采到它们也是一件非常不容易的事情。"客人说道。

"那您能告诉我它长成什么样子吗？"小神农好奇地问道。

"这甘松的主根为圆柱形，有微微的肉质感，颜色为棕黑色。它的根茎比较短，上面有较少的棕色叶基纤维。甘松的叶子形状为披针形或者线状倒披针形，长度约8厘米，宽度只有1厘米左右。到了每年8月份，甘松还会开花，它的花序为聚伞状状，2个总苞片，长卵形，2个小苞片，5片花萼，有小齿。花冠的颜色为淡紫红色，颜色非常漂亮。"客人仔细地介绍道。

"如果有机会，我一定要亲眼看看这甘松的样子。"小神农嘟着嘴说道。

"那你就要在每年的春季和秋季去寻找了，因为只有那个时候采挖的甘松才能入药。我们通常会将采来的甘松中的杂质和泥沙清除干净，之后再阴干或者晒干。"客人说道。

"我还是见识太少了，我是第一次听说甘松，都不知道它是做什么用的。"小神农有些惭愧地说。

"不知道不要紧，并不是每一个学医的人都认识所有的草药。这甘松性温，味甘、辛，具有理气止痛、开郁醒脾等功效，平时一般都用来治疗呕吐、脘腹胀满、食欲不振，或者是外用治疗脚肿、牙痛等症。"客人说。

"听您这么一介绍，我又认识了一味新的药材。既然它们这么来之不易，我一定要好好保存才行。"小神农接过甘松，准备将甘松保存起来。

"这甘松保存时一定要放在阴凉干燥的地方，要格外注意防蛀和防潮才行。"客人不忘提醒道。

甘松

罗布麻叶 ——能治神经衰弱的野茶叶

看完了甘松，朱有德的好友又从布袋里拿出了一小袋晒干的叶子递给了朱有德。

朱有德接过叶子后说道："我真不知道应该怎么样感谢你了，就连罗布麻叶你也给我找来了。"

"师傅，您说您手上的叶子就是罗布麻叶吗？"站在一旁的小神农眼前一亮。

"怎么？你认得？"朱有德问道。

"我在书上见过，书中说这罗布麻叶性凉，味甘、苦，具有平肝安神、清热利水等功效。我只知道这些关于罗布麻叶的知识，因为家里一直没有罗布麻叶，所以，我这次也是第一次见到。"小神农

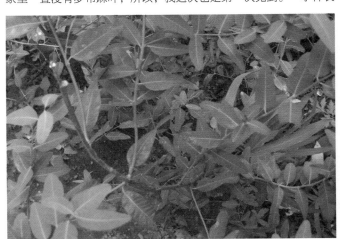

说道。

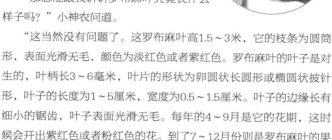

"第一次见到没有关系，这一次我来你师傅这里，可是带了不少你没见过的药材，这罗布麻叶还只是其中的一种而已。"客人笑着说道。

"那您能跟我讲讲罗布麻叶究竟长什么样子吗？"小神农问道。

"这当然没有问题了。这罗布麻叶高1.5～3米，它的枝条为圆筒形，表面光滑无毛，颜色为淡红色或者紫红色。罗布麻叶的叶子是对生的，叶柄长3～6毫米，叶片的形状为卵圆状长圆形或椭圆状披针形，叶子的长度为1～5厘米，宽度为0.5～1.5厘米。叶子的边缘长有细小的锯齿，叶子表面光滑无毛。每年的4～9月是它的花期，这时候会开出紫红色或者粉红色的花。到了7～12月份则是罗布麻叶的果期，它能长出椭圆状长圆形的黄褐色种子来。"客人耐心地讲道。

"那每年什么时候采这些叶子呢？"小神农又问。

"采叶子必须要在每年的夏、秋两季采收，之后再将叶子中的杂质去除干净，洗净后晒干就可以了。"客人说道。

"罗布麻叶一般都生长在哪里呢？"小神农紧接着又问。

"一般来说，罗布麻叶喜欢生长在沙漠的边缘、盐碱荒地或者河流两岸。"客人回答。

"师傅，这罗布麻叶都能治疗什么疾病呢？"小神农问朱有德。

"罗布麻叶可以用来治疗眩晕、头痛、心悸、失眠、肾炎性水肿、神经衰弱、肝阳眩晕等症。"朱有德回答。

小神农将他们说的话一一记录下来。他觉得师傅的好友真的是个大好人，竟然带来了那么多自己从来没有见过的药材。看来这几天他又可以学到更多的新知识了。

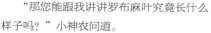

罗布麻叶

莨菪叶

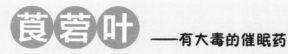

——有大毒的催眠药

客人的布袋引起了小神农的好奇，小神农非常期待接下来他会从里面拿出什么特别的药材。

客人看了小神农一眼，从布袋中取出一把叶子，交给了小神农，并且说道："来，看看这叶子你认得么。"

小神农接过叶子后拿在手上观察，他发现这些已经干燥了的叶子表面有很多褶皱，而且大部分的叶子都已经破碎，不过也不难看出叶子是完整时的状态，形状应该是三角状卵形或者长卵形，长度大概在20厘米，宽度约为10厘米。叶子的边缘有不规则的羽状分裂，叶子的正面为黑绿色，叶子的背面为淡灰绿色，并且长有一些细小的柔毛。

"这叶子是莨菪叶吗？"小神农试探性地问道。

"哈哈……还真不愧是朱有德的徒弟，就从没见过的这莨菪叶也认得。"客人大笑着说道。

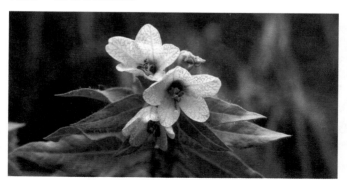

莨菪叶

"既然你对这莨菪叶有了解，那你就来说说这莨菪叶究竟有什么功效吧！"朱有德对小神农说道。

"莨菪叶性寒，味苦，具有止痛安神、清热定痉等功效。可以用于治疗胃痛、牙痛、哮喘、咳嗽等疾病。"小神农回答。

"你能够知道这些已经非常不错了，那你还知道这莨菪叶一般都怎么使用吗？"客人问道。

"据我所知，这莨菪叶有大毒，所以不能够轻易使用。一般来说治疗咳嗽、气喘等症，必须要将其混入烟叶当中，让病人吸入才能够治疗病症。对于牙疼的病人，可以将少许的莨菪叶混在烟叶当中，让病人吸入口中，并且将烟含在口中，这样就可以治疗牙疼了。"小神农说道。

"小神农，你知道得已经不少了，看来你平时真的很用功。这莨菪叶你先收好，等一下我还有更多更好的药材要给你看。"客人高兴地说道。

"那我能不能问问，莨菪叶新鲜的时候是什么样子？"小神农问道。

"这莨菪叶必须要立夏之后采摘，它新鲜的时候，叶片表面长有很多腺毛，这些腺毛会分泌一些带有黏着性的物质。我们采摘它的时候，必须要寻找那些叶片为绿色，表面长有很多柔毛，且比较干燥的叶子来采，这样晒出来的莨菪叶入药才是最好的。"客人看着小神农说道，"不过，莨菪为二年生草本植物，所以，根比较粗壮，为肉质。它也会开花，花朵颜色黄绿，基部带有紫色，花萼如同钟形。花谢之后还会结蒴果，但是藏于宿存萼中的，里面生多数种子，几近圆盘形，颜色淡黄。"

"真没有想到，这采摘莨菪叶还有这么多讲究。这回我算真的是见识了，以后有机会我一定要亲自采摘。"小神农高兴地说道。

娑罗子 ——理气宽中的开心果

客人又从布袋中取出一些好像种子的东西，放在小神农的面前。小神农拿起来几颗种子观察，他发现这个种子与平时见到的板栗有些相似，直径1.5～4厘米。种子表面的颜色为棕褐色或者棕色，还长有很多褶皱，摸上去凹凸不平，但是却略有光泽。种子的外皮比较硬，但是也很脆。小神农将种子放在自己的鼻子下闻了闻，发现并没有特别的味道，随后便偷偷伸出舌头舔了舔，刚开始入口感觉是苦的，不过随后又有一种甘甜的味道。

小神农是第一次见到这样的东西，他并不知道这是什么，就说："我不知道这是什么东西，虽然它跟板栗长得很像，不过我敢肯定它一定不是板栗。"

"这叫做娑罗子，是七叶树的种子。这树最高可以长到25米左右，叶片的形状为长椭圆形卵形或长椭圆形，叶子的长度通常为9～16厘米，宽度为3～3.5厘米。每年的5～7月份是七叶树的花期，届时它会开出白色的花朵。每年的8～9月份是七叶树的果期，它结出来的果子形状

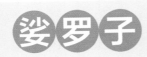

接近球形，颜色为棕黄色，表面有一些小凸起。每年秋季果实成熟以后，将它的果实摘下来，将果皮去除干净，晒干后就成了你手中的娑罗子了。"客人说。

"师傅，您给我讲讲这娑罗子的功效吧！"小神农对朱有德说道。

　　"这娑罗子性温，味甘，具有理气宽中、和胃止痛等功效，可以用于治疗胸腹胀闷、胃脘疼痛、痢疾、疟疾、疳积虫痛等症。"朱有德说道。

　　"这娑罗子的作用还真不小，我一定要好好收着。"小神农小声嘟囔着。

　　坐在一旁的客人听见之后，提醒小神农说："你在储存娑罗子的时候，一定要注意要将其存放在干燥的地方，而且还要注意防蛀和防霉，以免破坏了药性。"

　　"我知道了，我会小心保管的。"小神农乐呵呵地将这些娑罗子收了起来。

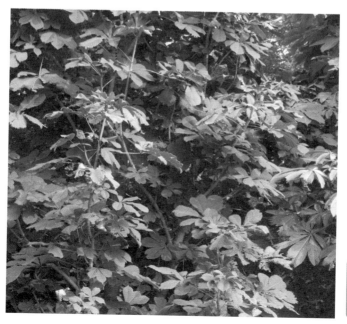

娑罗子

景天三七
——安神镇痛的费菜

上山采药对于小神农来说就像是有趣的寻宝游戏一样，采药的过程总可以让小神农收获不小的惊喜。就如同今天，小神农一早就跟着师傅朱有德来到山上采药，结果刚到山上不久之后，他就找到了一株有趣的植物。

这株植物看上去肉乎乎的，是典型的多年生肉质草本植物，它的高度差不多有80厘米，叶子为肉质，形状为倒披针形或者广卵形，长3～6厘米，宽7～15厘米。在叶片的边缘还长有不整齐的锯齿，这让植物的叶子看上去更加饱满有趣。

小神农不认识眼前的植物究竟是什么，所以只能找到师傅来鉴别。

"师傅，您快来帮我看看这株肉乎乎的植物是什么。"小神农喊来了师傅。

朱有德走近一看，脸上立刻浮现出神秘的笑容，并且吩咐小神农将植物的根挖出来。

小神农不懂师傅为什么让自己挖植物的根，但是他还是照做了，小心翼翼地将植物的根挖了出来。这植物的根还是比较好挖的，因为它的根茎比较短小，根的形状为块状，根的表面颜色为灰棕色，并且长有无数条须根，须根的粗细不

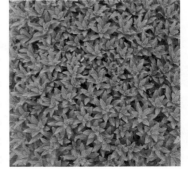

等，但是质地却非常坚硬。

　　小神农将手中的根递给师傅，朱有德笑着对小神农说："这个草药的名字就叫做景天三七，这根就是可以入药的部分。"

　　说完，朱有德便将手中的根掰断，指着根的断面说道："你来看，这断面是中空的，所以在折断它的时候丝毫不费力气。放在鼻子下闻一闻，你会发现它的气味有点涩。"

　　小神农接过师傅手中掰断的景天三七闻了闻，果然有一股涩涩的味道。

　　"师傅，这景天三七有什么作用呢？"小神农问道。

　　"景天三七性平，味甘、微酸，具有安神镇痛、散瘀止血等功效，无论是晒干使用还是新鲜时使用，都具有非常不错的治疗效果。"朱有德回答。

　　"师傅，您再说说这景天三七究竟都能治疗哪些疾病吧！"小神农又问。

　　"景天三七可以治疗牙龈出血、消化道出血、子宫出血、烦躁失眠、心悸、烧烫伤等疾病。"朱有德回答。

　　"对了师傅，景天三七会开花吗？"小神农突然想到了什么，马上问道。

　　"当然会开呀，它每年6～8月开花，花序为聚伞状，生于枝顶，几乎没有柄。它有5个萼片，5个花瓣，萼片为披针形，而花瓣则为长圆状，是黄颜色的。它不但开花，还会在8～9月结出蓇葖果来，果实的样子如同星芒状排列，里面长有平滑的种子。"师徒二人一边说着，一边继续采挖药材。

景天三七

乌药叶

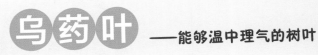

——能够温中理气的树叶

今天一整天都下着小雨，小神农的心情十分低落。他原本还打算今天上山多认识几种草药的，可没想到天公不作美，看来今天上山采药的事算是泡汤了。

就在小神农倍感心情低落的时候，朱有德拿着不少草药走进屋里，对小神农说："既然今天我们不能上山了，不妨就在家多认识几种草药，如何？"

"真的是太好了，师傅！看来您真是懂我。"小神农拍手叫好。

朱有德对小神农说："这些草药中一定有你认识的草药，你不妨找出一种说说它的作用。"

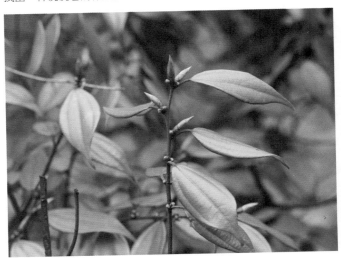

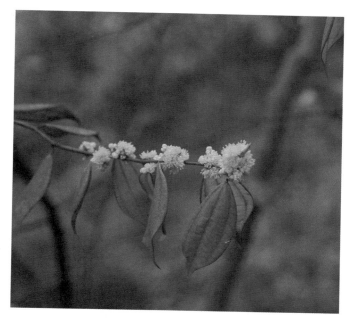

　　小神农立刻开始在众多的草药中寻找。翻来翻去，小神农在草药堆里找到了一片树叶，然后转头对朱有德说道："师傅，这草药我比较熟悉，我可以说它吗？"

　　"当然可以，就从你最了解的开始说起吧！"朱有德笑着说。

　　"这草药的名字叫做乌药叶，是乌药树上的叶子。这乌药树我们之前采药的时候见过，它的高度在4～5米，树皮为灰绿色的，树上小枝的颜色为锈色，在枝条的表面还长有很多短小的柔毛。如果是老枝的话就比较平滑了，表面没有任何的柔毛。它的茎枝比较坚韧，很不容易被折断。叶子互生，摸起来有一种革质感，形状多为广倒卵形或者全圆形，叶片的长度为3～8厘米。叶片的上面为绿色，并且具有光泽，下面为灰白色，长有淡褐色的柔毛，就好像是我手中的叶子一样。"小神农一口气将乌药叶的样子形容得巨细靡遗。

"难道乌药不开花，也不结果？"朱有德故意问。

"会开花呀，它每年3～4月开花，花序腋生，伞形，几乎没有总梗，多数小花聚生。花是单性的，雌雄异株，花朵为黄绿色。花谢之后，会结球形的核果，开始是绿的，成熟后就变成了黑色。"小神农对答如流。

"那你知道这乌药树喜欢长在哪里吗？"朱有德问道。

"我们在山上不是经常见到吗？"小神农反问道。

"哈哈！这乌药树喜欢长在向阳的山坡上。"朱有德说道。

"看来我还是疏忽了，居然不知道这乌药树喜欢长在哪里。"小神农惭愧地说道。

"那你再来说说这乌药叶的作用吧！"朱有德说道。

"乌药叶性温，味辛，具有温中理气、消肿止痛等功效，可以用

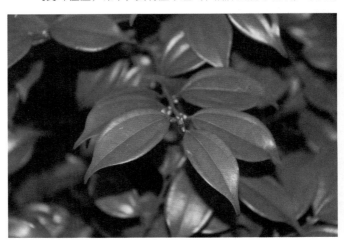

乌药叶

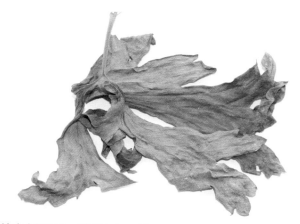

于治疗小便频数、脘腹冷痛、跌打伤痛、风湿痹痛、烫伤等症。"小神农说道。

　　"看来你已经掌握了不少关于乌药叶的知识了，那就等明天天气好的时候，我们一起上山采一些回来吧！"朱有德对小神农说。

乌药叶

商陆花

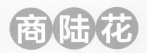

——能够化痰开窍的小花

雨后的清晨总是那么清凉，朱有德一早就带着小神农上山了。昨天刚刚下过雨，今天的山路特别不好走。朱有德年纪大了，虽然平时注重保养，可是此时走在湿滑的山路上还是不免有一些吃力。

小神农一路上照顾着朱有德，两个人来到半山腰上，小神农对朱有德说道："师傅，要不然我们今天就在这半山腰上找找草药算了，我怕山顶的路更加不好走。"

朱有德点了点头，随即在路旁摘了一些高约1.5米的草本植物。小神农看了师傅一眼后，对师傅说道："师傅，您摘这草做什么？"

"你知道这草是什么吗？"朱有德问道。

"知道，这是商陆花。"小神农说出答案后，朱有德反倒一惊，

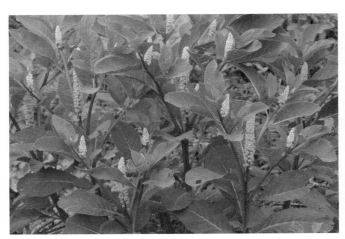

没想到小神农竟然知道商陆花。

"那你来说说，我为什么不能在这个时候采商陆花呢？"朱有德问道。

"师傅，这商陆花的花期是在每年的7~8月份，而它能够入药的部分也是花朵。现在还只是6月份而已，我们必须要等它开花的时候才能采摘，现在还太早了呀！"小神农说道。

"你能告诉师傅，你是怎么认出它是商陆花的吗？"朱有德问道。

"商陆花的高度大概在1.5米，整株植物表面都光滑无毛，叶片的形状为椭圆形或者卵状椭圆形，长12~15厘米。每年7~8月份的时候开花，商陆花的花朵有5片花瓣，刚刚开放的商陆花是白色的，随着开放的时间越来越长，花朵的颜色也会渐渐地变成淡红色。到了8~10月份的时候，商陆花就该结果了。它的果实成熟的时候为深红紫色或者黑色，种子则是黑色的，形状为肾形。"小神农一口气说出了他所了解的商陆花的知识。

朱有德对小神农的回答满意地点了点头，说道："既然你知道这么多关于商陆花的知识，那你再给为师讲讲这商陆花的用处吧。"

"商陆花性平，味甘、微苦，具有化痰开窍等功效，可以用于治疗痰湿上蒙、嗜睡、健忘、耳目不聪等症。"小神农讲道。

"看来我的小徒弟也能当一个小师傅了，都能够说出这么多道理了，以后为师遇见不懂的就要请教你了。"朱有德摸了摸小神农的脑袋，一脸笑意地说道。

小神农受到了朱有德的夸赞十分高兴，看来今天他采药的时候一定会精神百倍。

商陆花

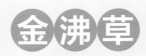

金沸草 ——具有理气功效的黄花草

夏季的天气格外炎热，小神农和朱有德这几天一直都待在家中，小神农觉得好久没有上山，浑身都有点不舒服。

百无聊赖之际，朱有德对小神农说道："现在外边的太阳那么大，我们显然是不能上山采药的。但是我们也不能就这么在家空闲着，不如我们去割草吧？"

"割草？师傅，我们家又没有养什么小动物，割草做什么呀？"小神农不解地看着朱有德说道。

"傻孩子，割草当然是入药呀！现在外边的太阳那么大，割回来的草很快就能晒干了。"朱有德对小神农说。

"那好，师傅您快说我们今天要去割什么草？"小神农迫不及待地问。

"金沸草！"朱有德说完就带上镰刀和小神农出门去了。

对于金沸草的知识小神农还是有所了解的，他知道这金沸草在夏季和秋季采割最好了，这种草喜欢生长在比较干燥的环境当中。金沸草的茎为圆柱形，一般可以长到30～70厘米高，茎的表面为棕褐色或者绿褐色，并且生有少许的柔毛。金沸草的髓部中空，所以质地非常脆，很容易被折断。

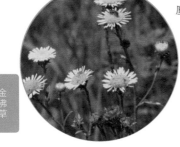

金沸草的叶片形状为条状披针形或者条形，长5～10厘米。叶片的表面基本没有柔毛，但是叶背面

却长着非常短小的柔毛。根据金沸草的这些特点，小神农很快就找到了金沸草，毫不费力地割了一大背篓。

回家的路上，朱有德对小神农说："你可不要小看这金沸草，它性温，味咸、苦、辛，具有降气、行水、消痰等功效，特别适用于治疗风寒咳嗽、痰饮蓄结、喘咳痰多、胸膈痞满、痰壅气逆等症。"

小神农将朱有德讲的话一一记下，回去之后认真将采回来的金沸草中的杂质去除干净，并且洗净之后放在太阳下晒干。

没过几天，金沸草就晒好了。被晒干后的金沸草茎颜色变成了紫黑色或者黄褐色，叶痕十分清晰，质地也非常坚硬。但叶片却更加脆弱，有很多都在搬运的过程中脱落或者破碎了，闻上去有一丝丝的苦味。

"师傅，我感觉晒干的金沸草就像个小鸟窝一样。"小神农看师傅将它们打成一个一个的团状，笑着说。

"嗯，确实有几分像。不过，为师还忘了告诉你，金沸草属菊科植物，又分为旋复花、线叶旋覆花以及欧亚旋覆花。它们三种都可入药，只不过略有区别。我们采的这是旋复花，除了你看到的叶子特征，它还会开白色小花；而线叶旋覆花的叶子带有小齿，叶背有蛛丝状毛及腺点；欧亚旋覆花则叶片椭圆，有如心形。"

"原来这些都可归入金沸草呀，我记下了，师傅。"小神农听完，认真地将所有晒干的金沸草整理好，并且认真地切成小段，存放在药房备用。小神农这次不仅知道了金沸草的作用，还知道了它的种类，更学会了如何处理金沸草。

金沸草

药物名称汉语拼音索引

特别鸣谢

　　本书从创作伊始到即将付梓，经历了近3年的时间，其间得到了众多同行和亲朋好友给予的建设性意见和鼎力支持，有了他们的帮助，才有本书的顺利完成和出版，在此特向齐菲、周芳、裴华、谢军成、谢言、全继红、李妍、叶红、王俊、王丽梅、徐娜、连亚坤、李斯瑶、李小儒、戴晓波、董萍、鞠玲霞、王郁松、刘士勖、余海文、李惠、矫清楠、蒋思琪、周重建、赵白宇、仇笑文、赵梅红、孙玉、吴晋、杨冬华、苏晓廷、宋伟、蒋红涛、朱进、高稳、李桂方、段其民、姜燕妮、李俊勇、李建军、王忆萍、魏丽军、徐莎莎、张荣、李佳蔚等表示诚挚的谢意！